家庭系统排列
与心灵疗愈

杨力虹◎著

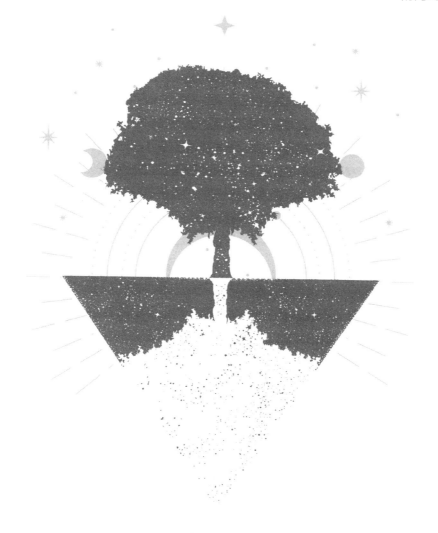

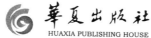

华夏出版社
HUAXIA PUBLISHING HOUSE

图书在版编目（CIP）数据

家庭系统排列与心灵疗愈 / 杨力虹著 . —— 北京：华夏出版社有限公司，2023.1（2023.12重印）

ISBN 978-7-5222-0346-1

Ⅰ.①家… Ⅱ.①杨… Ⅲ.①精神疗法－研究 Ⅳ.① R749.055

中国版本图书馆 CIP 数据核字 (2022) 第 101719 号

家庭系统排列与心灵疗愈

作　　者	杨力虹	
责任编辑	王秋实	

出版发行	华夏出版社有限公司	
经　　销	新华书店	
印　　刷	三河市万龙印装有限公司	
装　　订	三河市万龙印装有限公司	
版　　次	2023年1月北京第1版　2023年12月北京第3次印刷	
开　　本	710×1000　1/16开	
印　　张	18.75	
字　　数	315千字	
定　　价	88.00元	

华夏出版社有限公司
网址:www.hxph.com.cn 地址：北京市东直门外香河园北里4号 邮编：100028
若发现本版图书有印装质量问题，请与我社营销中心联系调换。电话：（010）64663331（转）

推荐序

2021年4月,在美丽纯净的香格里拉——杨力虹老师的自在家园,她邀请我为她的新书作序,我立即欣然答应。

我也曾有幸跟海爷爷学习过家排,与杨老师算是同袍,但我没有在这条路上长久坚持下去,而杨老师一直在此道路上自利、利他,更是培育出不少助人工作者,我敬佩她勇猛担当的精神与纯正专一的发心。

家排是一件心理助人的利器,用之不当,会出现很多弊端。我亲自见过一些家排师将它滥用,如宣扬迷信和怪力乱神,等等。

将神奇的家排与理性、智慧、洞见、慈悲结合起来,需要合适的家排师来承当,而杨老师是我信赖的一位如是之师。

因此,我期待杨老师的这本书,能将家排的精髓传递给想要真正了解它的人,并能为家排界带来一股清流。在此无意自赞毁他,只是直陈心语。

近年来,杨老师在助人之余,也常常探求生命的究竟之道,深入其中,所以她能从更为宏观的视角来理解与帮助生命,因此诚邀您借由此书一探她的精神世界!

程俊源

推荐序

改变，从你看见了命运的真实开始

我第一次听说"家庭（家族）系统排列"，是在十年前，当时我就觉得这个"家排"太有意思了。从那以后，我就喜欢把家排作为一种传奇的疗愈方式的代表，讲给那些不了解我们这行当的人听——我喜欢看到他们张大了嘴吃惊的样子。

那时候我听到的一个场景是这样的：一个"案主"面对一个作为她内心"代表"的人，一开始她们都不敢相互直视，案主甚至转过身背对自己内心的代表，而到了最后，她终于紧紧与自己内心的代表相拥而泣，如一生爱恨终于和解的亲人。戏剧般的疗愈过程，最终走向光明的结局，这是多么地美好。

后来的十年里，心探索组织过很多次家排体验沙龙，我也参加过两次海灵格的工作坊。更重要的是，我们和杨力虹老师合作的家排个案工作坊——心探索"安心正念"系列，也办到80期了。是的，看到那么多人被疗愈，可以走向光明，这是多么美好的事情！

这个月，我全程参加了第80期"安心正念"工作坊，这次不单是"听说"，而是"身"有体会。

每个人都有足够的爱，一个不会爱、不会给予爱的人，永远都是"贫穷"的。我们来此一生，总要体验和穿越爱的功课。

爱的功课最直接的体现就在关系中。如果我们只是学习了一些理念，看了些书，我们并不能真正解决问题，所谓疗愈仍然只是纸上谈兵，只是头脑中的概念和故事。如果真想改变，你必须亲自穿越它。这时，你就像寓言里好龙的叶公，当你站在家排的场域里，你就在呼唤那条真的龙出现在你面前。

一位母亲，希望改变她十七岁叛逆的女儿——她女儿独自赴美两年，已成为一个朋克女孩。母亲难以接受女儿的行为、穿着和对母亲的抗拒。而她越是试图让女儿走上"正轨"，女儿就越会挑战她的极限。

当她们站上家排的场域，现场却清晰呈现出与母亲"故事"不同的版本：朋克女孩深爱着妈妈，而妈妈却表现出了恐惧和怀疑。孩子用她的方式渴望得到妈妈无条件的爱，而妈妈却无法给出。妈妈觉得，你变了，我才能放下控制。于是孩子只能用更多的方式挑战控制，以呼唤无条件的爱。而妈妈却只能用更多的控制去应对，在这个循环中越发无力。

另一位二十八岁女孩的问题，是她难以在两个男友之间做出选择。她希望家排给她一些启示或答案。当两个候选男友的代表上场时，他俩都躲女孩远远的，随着女孩走近，其中一个男友甚至夺门而出。

在杨力虹老师让女孩父亲的代表上场后，现场呈现出这个女孩缺少和父亲的连接，原来，女孩从来没有见过她的父亲，也从来没有开口叫过"爸爸"。每个人内心都会呼唤缺失的爱，她不由自主将对父亲的期待，投射到潜在男友身上，于是男友们都落荒而逃了。如何与她没见过面的父亲连接和互动，成为女孩爱的功课。

还有一些案主，他们通过自己的学习，了解到家庭序列对自己生活的重要性，了解到和父母关系好可以更亲近金钱，了解到要给堕掉的孩子保留一个位置可以利于健康，利于亲密关系。于是她们也做了很多努力，希望达成转变。可是，想象中的改变并没有发生。在家排现场，当她们将这些呈现出来的时候，堕掉的孩子的代表背过身去，他们并没有从中获得好的感受，他们认为这些母亲所做的一切不过是为了她们自己而已，不是出于爱。

每个人都有满满的爱，但为什么每个人感受到的却完全不同呢？如果没有人给过我们无条件的爱，我们可能就无法意识到我们拥有无条件的爱，我们也可以给出无条件的爱。除非我们"看到"了，我们才能被真相唤醒。如果我们没有目击自身的真实，我们就还活在头脑自欺的牢笼里，直到痛苦巨大到可以把我们打碎，拍醒。

那么，我们如何完成这些爱的功课呢？在老师的引导下，随着案主进一步移动，随着场域里相互连接的达成，一切冰冻的原野都在松动，最终达成圆满。

我们自己生命的真实，就是我们自己的教科书。从这一天起，相信每个案主都会发生巨大的改变，因为每个人不但看到了真实，体验到了真实，更体验到了通过什么样的转变，可以达成积极的移动，从而完成爱的功课。

就像各种心灵工作坊一样，这里的男生依旧是"稀缺物种"，所以在这三天里，我有幸做了很多次代表。父亲、兄长、弟弟……每一次做代表，都如收到一份礼物，感谢选我做代表的案主们。

在家排场域里，作为代表，你就进入了案主的连接，这和我们平时与别人沟通，他给你讲自己的生命故事完全不同。你不仅是共情、共鸣，你开始用你全部的身体，去体会你代表的那个生命。你能真正体会到，他有他的动因，他有他的来源。

你深深地进入到这个人的生命体验里，感受他的期待、渴望、热爱，感受他的不安、悲怆、委屈、无奈以及麻木。

同时，你也感受到一种更深的连接——我们每个人都有同一个根源，在地上各自生长，各回各家，在地下却盘根错节，紧密相连。平常我们说你就是我、我就是你，说"本是同根生，相煎何太急"，但大多停留在认知上，说说而已。当你有机会体验到、感受到和他人这种紧密的连接时，你心中自然就升起莫大的尊重、臣服和感动。是的，我们并无分别，我们因此体验到什么是慈悲。

他人有他人的生命功课，正如我们有我们的生命功课，我们无法揣度另一个灵魂带着什么样的目的来经历此生。用慈悲的心去看这些生命的功课，就像看山火飘摇中的野草，看逆流而上的鱼群，他们同样是我们自己。

在这次工作坊里，我个人的议题是关于家族祖先遗留的未完成的能量。在我的家族史中，随着时代动荡变迁，存在着很多不安全感、恐惧、纠结与逃避，也存在着不善爱的表达的功课。我的议题是，我把属于过往的还给过往，承担起自己命运的责任。

杨力虹老师将我父母的代表先排了出来，又将父母的父母、父母的父母的父母一代一代呈现出来。当他们站在我的面前，我自然地跪下来，感恩他们以他们的方式传承着爱与生命。在这个家族树里，有些人感觉我不需要如此沉重，有些人感觉有些不适，也有些人觉得这家伙还不错，请继续加油。

当我跟随杨老师的引导，将内在深处属于前辈的负担卸下来时，我变得轻松了，同时也感觉到背后有大地般支持的力量。眼前是洒满阳光的金色的麦田，支持的力量汇成热流，沿着脊椎蔓延到整个后背，支撑着我向前走。

天空湛蓝，也有光影变幻，在这时代变迁的路途上，我们有力量，我们有伙伴。伴着一曲《山鹰之歌》，我的心飞翔在蓝天之上。我禁不住张开双臂，展开十指，如山鹰双翼。我感到身后无限的力量托起了我——无论如何，我都拥有无数祖辈的支持；无论如何，我都拥有无条件的爱。那些旧日的束缚早已不在，只有无限的自由，引领我展翅高飞。

此时，写下这些字的时候，我依然可以感到那些温暖与力量。这些温暖有力的支撑，不但可以让我自由决定、从容不迫，也可以让我更加谦卑，服务于更伟大的东西，让我心怀感恩，走向无限未来。

算起来，我和杨力虹老师也认识十余年了。在这十余年里，我们都经历了不少变化，经历了不少破碎、重生与成长。在和杨老师合作的这么多年里，我看到的是一颗没有分别的慈悲心——愿以生命服务生命，而不区别他人；愿遵循序列秩序，而不图一时之利；拿得起，放得下，不执着，有担当。这些都令我敬佩。

我的张大了嘴吃惊的朋友们，我期待你也能来到"安心正念"的家排场域——我无法和你描述家庭系统排列中丰富的感受，无法和你推导它的原理和逻辑，也无法用语言论证它的结果和答案，就像我无法向一个没吃过巧克力的人描述巧克力的滋味一样，无论我怎么说，都不如你亲口尝一尝。

我能确信的是，当你咬下那一口时，你就开启了你命运中一个全新的时空。

改变，从你真正看到自己浓缩的命运开始——你在这里看到了真相，而不是头脑中的故事、自欺和粉饰；同时，你也看到了经由你的移动，你可以改变和扭转生命模式的走向，只要你真心愿意。

生命的河流，一代代奔腾向前。每一颗冰川上的水滴凝结，每一场暴雨的倾盆而下，每一条小溪汇成江河，都凝成命运，成为我们此时此刻的自己。我们是浪花，是漩涡，也是河流本身。我们流经所有的生命，我们也是所有的生命本身。我们可以选择被挟裹向前，拍在沙滩上，也可以选择转弯、突破、顺势，甚至选择干涸、蒸腾，或者选择创造新的什么。

谢谢我曾"代表"过的、曾"是"过的每一朵浪花，祝福我们都能自由地成为我们自己。

乌实

前　言

自 2008 年接触家庭（族）系统排列以来，受益于它带给我的生命转化与内在整合，受益于它带给我在家庭关系里、人际关系里的改变，更受益于它带给我的勇气与力量，于是，分享家庭系统排列给更多人成为我的心愿。除了长期开设安心正念全息整合系统排列工作坊、安心正念整合排列导师班外，我还用音频、视频、网课等方式在多个媒体上传播、分享家排。也由此延伸发展出图卡心理咨询师、家庭教育指导师等专业课程，里面也大量使用了家排技术。同时，我们出版的意向图卡、颂钵泛唱 CD 里，都蕴含着家排的滋养，指导大家在和解里去爱，去生活。

本书分为四章，分别从我的家排观、安心正念家排个案实录、我写的家排文章、问与答四个部分试图把家排一斑呈现给正在读这些文字的你。在书里还穿插着金句，其实每一句话后面都是一个家排个案，读这些句子，也许会碰触到你的心，那就与碰触在一起，拥抱由此生起的感觉、感受，允许它们以自己的节奏生起、停留、消失。

应当下网络世界之运，书里也放了我录制的家排和解词的小音频，邀请您参与其中，与我一起，受益于这种内在整合的方式。在家排场域里沉浸越久，你会越懂得生命，也会了知世间芸芸众生的心，这些远非肉眼可以到达。在跌宕起伏、悲欢离合、恩怨情仇中，都深藏着爱与忠诚，即使那爱与忠诚是盲目、错位的。

此书得以出版，除了感谢聪慧伶俐、认真负责的编辑秋实外，还要感谢美编张航，助力整理个案的李俊香、倪银华、段婕、蕤伽、邹汝莲、张莹、小草、罗恬静等同学，生命里有你们，真好；感谢合作的心探索及其他心灵成长平台，同道共行，德不孤，必有邻；感谢自 2009 年成立以来，自在家园团队所有成员（在职或者离职，每一位都在自在家园有一个位置），此生得遇，是我的幸运；感谢每一期来到我生命里的案主、学员及其家庭、家族，我带着对你们命运的尊重，向你们表达由衷的敬意与祝福，你们都是来教导我的！

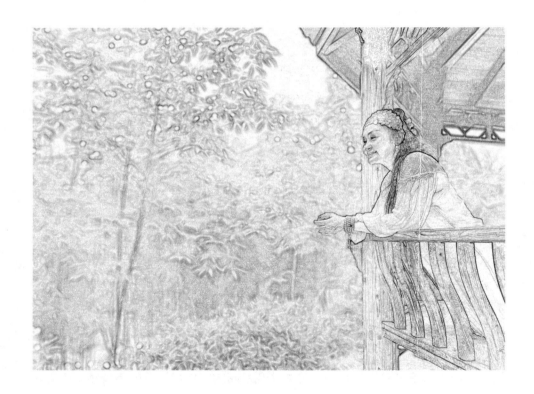

目 录

第四章　爱途指南——杨力虹老师问答集 / 247

第一章

无为而无不为

缘　起

　　2019 年 9 月 19 日，家庭（族）系统排列里程碑式的重要人物——伯特·海灵格离开了他九十四岁的肉身，改变了他存在的层次。此时，恰逢安心正念系统排列工作坊 102 期的第一晚。第二天一早，我带着全体学员，用一块刻有六字真言的玛尼石做了一个庄严肃穆的告别仪式，每一位都把自己对海灵格老师的感恩与祝福放在其中，最后我们把这块石头留存于自在家园的教室里。感恩 2008 年年初，我第一次接触郑立峰（李明昱）老师的家排后，深感"震撼、神奇"，于是我代表当时供职的立品图书，开始在北京主办郑老师的家排工作坊，同时，从是年起，我跟随、参与海灵格老师的工作坊、训练营数场，与海灵格老师"无为而无不为"的临在状态连接。2009 年 3 月，我离开立品，创办北京身心灵整合家园（2012 年后迁址杭州东天目山，改名为自在家园）后，我便开始用家排助人。2013 年，结合个人生命经验及实修背景，正式创立无（执着之）爱、无惧、无为的安心正念系统排列体系，在排列中融进佛道文化、艺术疗愈、催眠治疗等，更好地落地扎根于中国本土，让更多正在苦中的人从痛苦、纠缠、错位的关系里归位，学会在序位里去爱，去生活，去工作，各归其位，各负其责。感恩黄明雨老师带领的立品图书、乌实老师带领的心探索这两个平台当年的培养与支持。

　　十二年来，我在更多的系统排列大师处学习，如苏菲·海灵格、马奥博、亨利·博亚、霍恩、扬·雅各、菲利浦、沃尔夫冈、胡迪……也曾请周鼎文老师、吴文杰老师到自在家园平台上开设家排课程。自 2012 年吴文杰老师去世后，我开始正式用系统排列服务生命，时至今日，服务了数千个中国家族、近百个企业组织。在臣服于生命，充分尊重每一位案主及其身后的整个系统的前提下，陪伴与支持每一位案主，让他们懂得痛苦之因及离苦之道，朝向生命更多的崭新可能性移动。本书，是我结缘系统排列十四年，从事系统排列十三年来的分享与感悟，也是五十四年跌宕起伏、无数眼泪与欢笑交织而成的生命经验的积累与洞见。

愿书中的文字能触碰你的心，愿你在这些分享中透过人类的行为表面，发现那些背后的爱与忠诚，看见系统里隐藏的动力，从"我以为"到"我看见"再到真正的"我懂得"。愿你生起更多的内在和平，愿你拥有感同身受的慈悲，愿你在幸福与快乐中，拥有了知实相的智慧，生出离之心，朝向究竟解脱移动。

感恩生命让我们在这样的时空点，以这样的方式联结，初遇或者重逢，皆是，因缘和合，刚刚好。

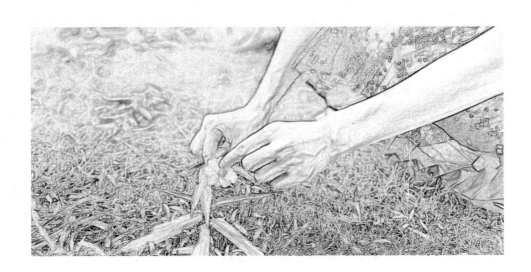

系统排列的最终解释权只属于系统

2017 年 10 月 6—8 日，中国系统排列史上的重要纪念日，首届中国系统排列"觉醒之爱"论坛胜利召开。在系统排列协会孙瑜会长的感召与引领下，中国最顶尖的系统排列师们——李中莹老师、周鼎文老师、郑立峰（李明昱）老师等与关注系统排列的心理咨询师、疗愈师、爱好者们聚集一堂，共同朝向疗愈国家、民族、家族、家庭、个人的方向移动，用生命服务生命。这是一场伟大的移动。看到那么多黑（白）头发、黄皮肤的中国人参与这场伟大的移动，贡献自己的力量，我非常感动，也为自己身为其中一员心存感恩，深感自豪。多年以后，历史仍会记住这场盛事，这是一场中华民族朝向内在和平、关系和谐的伟大移动。

与此同时，我看到一则海灵格学校导师班广告，忍俊不禁，因为里面反复强调他们所传授的才是"真正的家排"，女主人还在课堂上强调中国排列师绝大多数都在做"旧家排"，没有"新家排"维度高……这是非常有意思的人性显现。被强调的广告词暴露出人性深处的掌控、傲慢、恐惧，目标指向那个排列界最优先的位置。是的，系统会说话，海灵格老师以他对家庭系统排列的贡献，以其个人丰富的人生阅历，以其修养、以其功力、以其无为而无不为的态度、以其用生命服务生命的践行……当之无愧地处于系统排列的优先位置。而这些系统序位和发自内心的尊重，根本不需要那些被反复强调的广告词来标注，德高望重的海爷爷是不需要用那些功利、排他的广告词来包装的，毕竟，心智系统的概念法敌不过无形无相却无处不在的道本身。

整体、序位、平衡。系统排列的法则无处不在。系统排列的新或旧、传统或创新，系统都拥有最终解释权，而非由抱着私心的人来言说、评判。何况，不尊重旧的部分，哪能走向新的可能？"凡排斥，必成为"，每个系统排列师都应该深谙此理。

是的，系统排列师需要活出系统原则，需要身在道中，需要生出慧眼，看见场域里的"无常、苦、无我"，了悟系统排列的所有场域都在教导我们，并让我们明白：无明即轮回，智慧得解脱。各归其位，各负其责，才能家和万事兴，人顺福禄至，而这些改变，会引发案主及其有缘人的联动。当排列师服务一个生命时，更多的生命也会因此而受益。系统排列解除案主的现世之苦，是世间的方便法门，同时，系统排列也可以因为排列师了悟到生命实相，升华到更高的解脱之道上。就如，"安心正念"系统排列，从方便法来讲，可使人在红尘中"安心"，而从究竟层次讲，并无心可安，了知明空不二，便可通往出离、解脱。

而排列师与案主的相遇，皆是因缘成熟，啐啄同时。当排列师没能了知生命真相，内在未能整合，"吸血鬼"般从案主身上去满足自己，衍化成偶像与粉丝关系时，移动便会偏移方向，结果自然得自己承担，这也是坊间关于某些排列师"非死即伤"的负面传闻之源。当然，粉丝追捧偶像，这也是他们之间的因缘，内外相应而已，并无对错、好坏、优劣之分。每个人都是自己业的主人，即使尚未归位，也得各负其责。因与果，犹如作用力与反作用力，总是守衡。

真正的系统排列师则是一个没有任何助人意图的中空管道，在道中畅行，随着场域的移动而移动。他会是那个带着尊重、臣服、谦卑之心的生命服务者，他只陪伴案主看见生命的更多可能性。不需言语，点到为止，一切的蕴化皆由案主自己去完成。因缘和合的当下，即是转化、蜕变的起点。尔后的每一个移动，都会依循它的因缘，自然发生，自然结果。

在家庭系统排列里，我完成生命转化

　　2007 年，我作为立品图书公司的副总经理，为胡因梦老师大陆活动做主办方时，曾听胡老师与柳金铭老师谈及台湾地区的海灵格工作坊。他们描述出来的场景，当时的我只觉匪夷所思，不可想象。2008 年元月，我因着琴心的因缘，去了长沙，接触到郑立峰老师带领的家庭系统排列。我在工作坊里两次被选作代表，一次是做某学员案主的母亲，另一次是代表整个家庭的命运。

　　第一次在代表学员案主的母亲时，我心里经历了悲伤、无力、欣慰、快乐等多种情绪的变化，因站位角度的不同，在和其他代表的互动时，情绪自然而然发生，完全不由自己控制。这个母亲是一些中国家庭里常见的不会爱的代表，因为她也没从上一辈那里学过如何去爱。所以造成了她和女儿之间无法亲近的隔阂感。

　　第二次代表整个家庭的命运时，突然感受到全身彻骨的冰凉，那种麻木、难受无法用语言形容。一个意外死亡的舅舅，成了困扰这个案主多年的根源。虽然她未曾和这个离去的亲人谋面，但她的噩梦里却重复着他的故事。在现实生活中，她也有严重的无力感，难以和别人建立亲密关系，她堕过胎，有影响正常怀孕的疾病，而她最想的是有个孩子……

　　令所有参加者意外的是，一切源自这个家庭的秘密，她在扛着它前行，所以不开心，不快乐，不如意……

　　导师让她经过语言的表述和动作的移位，做出了把过去放下的决定，学员终于露出了开心的笑容。

　　在首次接触家排的场域里，我还看见：

　　一名学员被挑出来当了多次母亲代表，她在每一个不同的家庭排列个案里感受都完全不同，呈现出不同母亲的不同样子及内心。

一名案主学员在排自己和妻子、女儿的关系时，意外地发现原来自己不舍的竟是自己抛弃多年的初恋女友。自己早以为忘了这个人的存在，但他惊讶地发现自己的女儿代表居然和自己的初恋女友代表站到了一起。

一个被堕胎的孩子，在案主的个案里有了自己的位置后，全家才开始和解。

……

每个不同的排列，都展示了一种家庭系统排列模式。这种看不见摸不着的力量无时无刻不在影响着我们的人生。在工作坊里，潜意识被准确、真实地呈现了出来。

就像牛顿发现地心引力一样，家庭系统排列（包括企事业单位的组织系统排列）也有一种特定的引力场存在。

那天，走向父母的练习，也彻底震撼到我。

看似很近的距离，走起来却相当困难。

有人走到一半转身逃跑；有人颤抖着，始终无法接近……

而我，带着对父亲突然离世的遗憾与执念，不肯告别。

那个练习后，在心里，我决定向父亲真正告别。

这些，便是我第一次经历家排的收获与感悟，除了感受到神奇、震撼外，也得到了内在的领悟与改变。

我决定引入此工作坊到北京，帮助更多家庭与更多人。战争、堕胎、独生子女……许多中国家庭都经历过，纠结的家族业力与个人业力如何能够被看清，被理顺，被归位，被和谐……种下新的善因，未来可以结出新的善果。一种强烈的使命感，加上内在一股强劲的动力，促使我迅速做出这样的选择：在北京开郑立峰老师的家排工作坊，每月一期。

北京家排工作坊第二期的某个课间休息时段，我像往常一样，安然地坐在主办方的位置上。看着学员们渐渐变得红润的脸，看见他们越来越喜悦的表情，脑海中回放起那些震撼的个案画面，我心里充满了人生真苦的感慨与助人为乐的欣喜。我的脸上挂着一如既往的微笑。

一个男学员走近我。他表情严肃地说了一句："整个场上，你是包裹得最紧的！你的心，被冻住了！"那个瞬间，我的脸真的冻住了，心跳加速，我惊慌、无语，我一直都在关心、关注别人，我没敢看过自己。那时的我，身为立品副总经理，负责安排胡因梦老师的大陆活动、家排工作坊的组织、心灵成长图书策划等，又是前呼后拥的官太太，一直以来，让人艳羡，让人仰视。没想到，一个男学员竟然这样对我说。

曾经的家暴婚姻失败后，辱骂、欺凌、暴打、虐待还大量残留在记忆里，我感觉这颗心已经千疮百孔，怕风一吹，它就会灰飞烟灭、无影无踪，所以，我建立了一层层的"安全护栏"，把它裹紧，期待着它慢慢自我复原。由于这些护栏，我没有自由，我不敢面对真实的自己，因为担心积压的太多痛苦情绪倾泻而出时，我无力招架。所以，我始终不碰这个似乎已经结痂的伤疤，我也不打开这些护栏，因为不敢想象撤除了它们，那颗心会怎样虚弱无力。

男学员的那句话，使我深深触动。一道封闭了许久的门开了一道缝。一个曾在家暴婚姻里，我自己建造出来的密闭暗室，终于有了一线光明。我开始在心里准备，打开这颗有层层"安全护栏"包裹的心。

自助助人的路开始在我面前展开。2009 年，带着对立品黄明雨董事长知遇之恩的感激，我离开立品，注册成立了北京天人合一教育咨询有限公司，为成长伙伴们营造了"身心灵整合家园"（因这个品牌无法注册成公司，只有另取他名）。想回家的人那么多，不如，结伴同行。家园标志上的绿、紫两色，象征着慈悲与智慧，中间那个人形的火苗，就是身心整合、提升的意愿与发心。家园，是滋养身心、舒展智慧的平台；家园，是回到内心之家的安憩之地。

我大量引进中西方各种各样的整合疗愈工作坊、课程、咨询，为成长伙伴们提供多一种选择，我相信不同的人由不同的门进入，核心都无二无别。世界的本来只有一味。

我仍然开设家排工作坊，我尊重系统原则，因为当时引进郑老师的家排工作坊是在立品之职所为，于是我把郑立峰老师留在了立品，而另请了台湾地区有资深助人经验的家排师吴文杰老师来带领。因着吴老师修佛二十余年，慈悲、宽厚、温暖，我选择了由他和催眠师张芝华来帮助我拆除这些"安全围栏"。当然，也不乏李谨伯、胡丽娟、徐凤谦、黄子玲等老师……因这种种善缘，我一步步走向真实的自己，开放这颗心，让自己完完全全地回归它。

2013 年，北京慧心自在艺术培训有限公司成立，2021 年，成都安心正念健康咨询有限公司成立，而我们也有了三个基地——浙江杭州东天目山、云南香格里拉、四川成都高新区。这三个自在家园基地迎接的是所有愿意让自己身心健康、人格完整，在关系里和谐安心的有缘人，而我们的师资里又增加了程俊源这样的大善知识、彼得（Peter）老师这样的颂钵疗愈专业天花板。

从 2009 年起，我做过三次自己的家排个案，还做过数次家排练习。从中我都受益匪浅，带给我人生巨大的蜕变与整合，我终于完成了生命的内在转化。

第一次个案，我真正看见了女儿和她的亲生父亲。

个案里，女儿的代表无处可驻足，一直在场域里焦虑地行走，停不下来，开场这一幕就已经让我崩溃了，我的哭声惊天动地，撕心裂肺。转机是吴老师把女儿的亲生父亲代表请上场，女儿立即停下来，奔向父亲，倾诉思念，并肩相依（之前，她一直说不想去见自己的父亲，我想，她可能是怕我伤心）。这个场景让我终生难忘，虽然在一年多前，我已经自己用家排理论分析出这样的场景，并且自己也做了些融化坚冰的仪式，主动去用冥想的方式跟前夫和解并表达尊重，还用催眠等方法找到这段缘分的来龙去脉……但当真相摆在面前时，我才最后下了寻找女儿亲生父亲的决心。在失去联系十五年后。

我确信了，时间不是良药，它真的化不开这些恩怨，解不开这些心结。唯一的途径是自己面对，虽然有点痛，但有效。

个案后的第二天，我便开始了全国范围内的寻人行动，重新让女儿与她分离了十五年的亲生父亲见面，联结。我对女儿说："我允许你像爱我一样去爱你的爸爸。"那晚，当女儿安全降落南方，跟她亲生父亲相见时，我也跟曾经的丈夫通话，他的话语跟那天排列里的代表说的一样，让我惊讶，再次看到家排个案的共时性。我曾经发誓要恨他一辈子，因为他的暴力、他的不忠……家排个案后，我不仅看到无辜的、被用来当作父母关系里对错砝码的女儿，也看到了前夫被忽视的柔软，被掩藏了的恐惧、无助，被鄙视的卑微、不安。多年后，我在广州开课时，前夫请我和女儿一起聚餐，席间，我敬了他一杯酒：感谢你，没有你，就没有我的今天。而他，仍然在强调他的受欢迎，说现在还有十八岁的姑娘追他，我一笑而过，带着同情与懂得。

每到春节，我会鼓励女儿去父亲老家，与她的父系家族联结，重获生命的力量。随着他们的联结发生，关系修复，我之前如鲠在喉、反复波动的情绪平静下来，真正的快乐从心底里开始绽放。

如今，二十九岁的女儿也主动走到这条自助助人之路上，满心欢喜。而女儿的父亲也对我们从事的志业颇有兴趣，听说经常在暗中关注我的抖音内容、公众号及女儿的朋友圈。

第二次个案，我真正看见了父亲、母亲，以及父亲的前女友。在那个个案里，我、父亲、父亲的前女友一直紧紧相连，而母亲却在遥远的角落里向隅而泣，撕心裂肺，她没有看过我，直到吴老师为她加了一个我的姐姐的代表，她才转过身来，第一次看见自己的孩子，而此时的我，才开始，艰难地颤抖着，朝向母亲移动。那个个案里，我才真正懂得了母亲，既看见了那个生长在重男轻女环境里担惊受怕的小女孩，也看见那个一辈子没有得到过伴侣之爱的苦女人，更看见因为自己的良善内在而有好人缘的追剧老娘。记得母亲给我说过一句最深刻的话是：自从你父亲离世后，我才真正活得像个人了。是的，这就是命运，这就是他们之间的因缘。作为后代，我只能说：是的，我尊重。

第三次个案，与自己的愤怒情绪和解。一位国外的排列师为我做的这个个案，在过程里，我与父亲、爷爷及其家族命运和解，哭声也是惊天动地，其中有一个非常深刻的呈现让我感触颇深。在场上，我一直紧贴着一位女性代表，寸步不离，我感觉她是我的姐姐，而我从来都是家里的"老大"。带着这个疑惑，我打电话给母亲，问她：在我之前有个姐姐没活下来吗？母亲如实回答：是的，自然流产，是女孩。这一天，我终于知道我是家里的老二，我深深地舒了口气，肩膀放松了下来。原来，我不是那个一直要承担全家重担的老大，为了这个使命，我十岁便开始发育，迅速长到 168cm，长成了耸肩。

在曾经做过的家排练习中，也有不可思议的收获。第一次，2008 年做走向父母的练习时，我只看着对面的父亲代表就已经泣不成声，快速朝向他移动，2007 年年初，他已离世，留给我的是内疚、自责、羞愧。2008 年的这次练习，我几乎没有看过母亲。第二次，2015 年做走向父母的练习时，我同时看向父母，带着尊重、平静与喜悦，向他们移动，父母的代表都笑意盈盈，说：我们为有这样的孩子深感骄傲和自豪。同样的练习，不同的呈现，展示出案主内在的变化，那值得庆祝的成长。

还有一次关于金钱的家排练习，我也印象深刻。那是在 2008 年，我还在立品任职时，主办郑老师的家排课。我进入这个金钱小练习，当时，金钱的代表一直逃开我，她说：你这么蔑视我，我才不想靠近你。而当时母亲的代表也在里面，她与金钱代表一样，都是难以接受我靠近的，她也有同样的被蔑视的感觉。事实上，那些年，我的存款数字从来没超过五万元，只要有额外收入，便会莫名其妙地流走。在那个金钱练习里，我才第一次尊重母亲，尊重金钱，改变了对他们的态度，打破悭吝与匮乏的信念后，我的金钱运便流动运转开来，从此，再没为钱发过愁，并越来越欣喜地看到：随着金钱流动的，是爱。

自由，自在，从与心联结开始。

生命的蜕变与绽放，从开放尘封的心灵开始。

解脱，从走向真实的自己开始。

听人讲食，自不能饱。

就算你把天下的药方背得滚瓜烂熟，你的病也不会无药自愈。

就算你知道天下所有的功法，你不练，也不会成为功力高深的大师。

一直非常感恩那位"批评"过我的男学员，那次三天的工作坊结束后，听说他试图成为导师，后来精神出现崩溃症状，再无音信。

我深信，他是我生命里的"愤怒金刚"，用一种直截了当的方式来唤醒我。

感恩生命。感恩不可思议的因缘。

用心去活，有时会痛，但真实。

用头脑去活，貌似安全，不痛不痒，实则虚假。

你逃不过的，只有自己这一关。

穿越后，生命自会绽放喜乐，妙不可言。

创建安心正念体系，实现生命志业

回头便是归心处

当我获得成长资源，被支持、被陪伴、被鼓舞，活出了自己本来的样子，我多年前的誓言也到了践行的时机。

于是，安心正念系统排列与生命整合体系应运而生。多年前，在困境中的我没有心理支持机构，没有亲朋好友可倾诉，电话簿上的号码都被前夫用涂改液抹去，现在看来，我当时身处的是个典型的 PUA 环境。而现在，各种心理机构林立，各种疗愈方式兴盛，可是，终归还是有人遇不到，世间还是苦人多。每当看到媒体里报道那些自杀的绝望者，那些相互伤害的嗔恨者，那些了无生趣的冷漠者，那些啃老自闭的逃遁者……我就会想到安心正念系统排列。

安心正念体系可以为他们提供支持、陪伴，带着对他们生命的尊重，让他们看见生命的更多可能性。同时，充分尊重他们的个人选择。这个体系的长项是多以图卡、颂钵等艺术疗愈的方式接引，让案主进入自己的潜意识，在安全温暖、慈悲心抱持的疗愈环境里，被允许、被支持、被疗愈、被陪伴，从而改变过去的扭曲信念，拥抱那些被隐藏、被排斥的阴影，重获丰富、快乐、健康的人生，整个疗愈的发生都是顺因缘而为，润物细无声中潜移默化地改变着。

而安心正念全息系统排列是支持案主找回自己生命力的重磅利器，在个案中，会直抵导致痛苦的因，疗愈，和解，包扎，并种下新的善因，让案主带着满满的自信与成长资源，走向人生的幸福之果。

一个真正健康的人是身心平衡、内在完整的，他不会惧怕那些所谓的"阴影面"曝光于人前，没有漆黑浓夜，哪看得见耀眼繁星？

而我等凡夫，最惧怕的就是接受自己所谓的"阴影面"，只求"看上去很美"。于是，痛苦与挣扎，抑郁与狂躁，内疚与攻击……缠缚身心，许多人都在受苦，却无出期，无出路。想到当初那个在痛苦绝望里生出的善念，我希望借安心正念系统排列，让在关系里受苦的人们各归其位，各负其责，各享其乐。愿痛苦者得安宁，愿愤怒者得和平，愿人们在红尘里安心，愿人们能持正念，过高品质的人生。

所有的整合成长都指向同一个方向：完整性。个人如此，家庭、家族、组织也如此。

于个人而言，凡是被排除的、人格中被斥拒的面向，都需要被看到、被接纳、被包容、被抱持。这样，一个人才可能达至身心健康、身心整合、内在流动的状态。

从个人扩大到家族，也是如此。整体、序位、平衡是在家族排列体系里最重要的三大法则。整体性是指每个家族成员都必须有自己的位置，一个都不能少。只要家族中有被排斥在外的成员，那后代就必定有个孩子去代表这个被排斥的成员。受伤与受苦都源自分裂，出于爱与忠诚（盲目的），总有一个家族成员去补位。当然，序位的混乱，施与受的失衡，也会让人在家里受苦，家人之间会充满愤怒与攻击、怨怼与嗔恨，只有当关系进入先来后到的序位，所有生命都被尊重、被看见，施受平衡，这个家族里和平的春天就来了，取而代之的将是生命与生命之间真正的关爱、呵护、和谐。

所以，在安心正念场域里的个案中，我会经常用到与家族和解、联结的部分，让案主可以真正看见家族命运，尊重家族传统，尊重家族成员及其命运，同时，带着创造性看见更多新鲜的可能，带着充沛的力量活出真实的自己。

症状，是心借由身体在敲门

当听见案主带着症状来敲门，安心正念的疗愈大门便可以打开了。师不顺路，医不叩门，是系统平衡原则，同时，也只有啐啄同时，疗愈才能最为有效。

症状是未完成事件，它是被隔离、被阻绝在整体之外的部分，它强而有力地在某个深处骚动着，就像一个被关在家门外的孩童会用力敲门叫唤，急着回到他所归属的家中。症状后面，往往藏着一个甚深的心理诉求，所以症状都是心的使者，我们不能武断地"斩来使"，以为此举便可使天下大吉，平安无事，事实上，只要被排斥、被对抗，被隐藏的，都会以另一种形式卷土重来，一次次地敲门，直至被听见。

精神治疗心理动力取向（psychodynamic approach）认为"病症"是需要被治疗的，但艾瑞克森则认为症状不仅能协助诊断疾病，也是解决问题的途径。因此，病患表现的症状代表其潜意识与外界的阻隔（象征或隐喻上的），也明显反映出案主具备内在的资源及潜能。所以，症状代表尚未述说的故事。

自 2007 年起，我接触国内外不少疗愈体系的名师达人，也了解体验过不少疗愈方式，但个人认为，都不如家排来得直接、有效。家排的深度、广度、宽度、高度无与伦比，牵一发动全身，总系统与子系统的相互联结、交融影响妙不可言，直抵根源的和解途径一通百通，如多米诺骨牌，触一块便联动整个系统。国外家排师的劣势是无法全面了解华夏文明。中国家族曾经经历过的系统之劫，每个个体在集体潜意识里的潜藏渴望与诉求，而人际关系又是中华民族非常重视与关注的焦点，关系里因违反系统原则造成的混乱状态也时有发生。而能让每个人各归其位、各负其责的疗愈整合方式，在我看来最合适的就是家庭系统排列，这个发源于东方之道文化、发现于海灵格老师、发展于西方的疗愈整合方法。

作为一名在中国本土成长起来的系统排列导师，我创立的安心正念生命整合体系中的全息系统排列，以家排和解为主线，辅以图卡、绘画、颂钵、音声、道家内功、禅修等整合方式，让案主从不同角度看见错位、失衡、缺位的关系，从而经由和解，回归自己的正确序位，让关系重回和谐正轨，成为自己成为爱。

安心正念课程体系根植于大地，融合中国本土文化，让生命落地生根，蓬勃向上，实现了荣格提及的智慧老人原型与少年原型的平衡、结合，实现了身心健康平衡与内在人格完整。

在追求身心灵成长的群体里，荣格讲的少年原型特别多，表现为理想主义、幻觉、飘飘欲仙、逃离世俗生活，试图从老师、团体里找到理想、完美的父母。海灵格老师曾说：我说的这段话，可能会得罪这里的一些耳朵（海爷爷一向幽默有趣且睿智），因为现在走在灵性道路上的人只是为了证明自己比"道"更高，更好。而真正的灵性道路是：一切如是。海灵格老师还说，越是与父母关系不好的人，越追求灵性成长。我在安心正念场域里也见过不少倨傲不羁的案主，居高临下的态度里深藏着爱而不得的绝望与冷漠，直到真正看见父母本来的样子，懂得在传承生命这件事上，父母已经做到最好了，理解父母的局限，尊重他们的命运。这时，通往爱的大门才会打开，亲子之爱才会重新在联结中流动。

我也曾经频繁地接触过一些"灵修道路"上的人，极少数是真正有正知正见正念正行的开悟实修者，大多数是用力太猛、心口不一、言行相悖的伪修行人，号称自己来自异次元，表面上艰苦朴素，麻衣布裤，不食人间烟火，背地里要"出场费"时却睁大贪婪的眼睛，里面盛满的全是没被满足过的贪心和欲念，情感关系里也混乱纠缠。当然，这些也跟他们在原生家庭里的失序、失衡、缺失相关，那些"看上去很美"的伪装与造作终究承受不住日积月累的情绪之苦、烦恼之累，可是世间诱惑却难以割舍，那些满身"爱与光"的标签背面写的是"求关注""求赞""求被爱"，他们一旦陷入进退维谷的状况里，失去真实的力量与勇气，就只有让人生的千刀万剐把自己活活耗干。而令人欣慰的是，只要你有诚实面对自己的勇气，那么，安心正念系统排列场域就会支持你开出自己鲜艳的生命之花，场域里一个细微的移动发生，人生便有可能柳暗花明，蜕变重生。

我想：此生经历过的一切，都是要在人性的黑暗最深处挖掘出本来具足的本性和爱，看见那些浮于表面的天真和烂漫，用人与人之间真实、有趣的连接来让更多人找到回家之路，归心之路。我能做的只是自助助人，静候、陪伴、支持那些希望远离痛苦，有身心平衡、内在完整成长需求，愿意明心见性、回到生命本来，愿意往究竟解脱这个方向前行的有缘人。

我不揠苗助长，人"灵"亦"灵"，我只是一个老老实实的，一步一脚印地用生命服务生命的践行者。

五十四年来，看过的人生大戏精彩无比，起伏跌宕，荡气回肠。一个个浮华梦幻场景，一件件奢华名牌背后不过都写着"自卑"二字；一群群呼来唤去、生怕酒席散了的朋友，他们身上都贴着"惧怕孤独"的密码；一段段情投意合、难分难舍的感情，里面潜藏着的是一根根坚硬的"执着"和"依赖"之绳……身心灵的短暂分裂才会导致如今的整合工程，那些泡沫似的、让人六神无主的欲望一个个破灭后才会让我清楚地看清"自性圆满、本自具足"这几个大字……

生命之路，只有亲自走过，才会有体悟，红尘里的实修，才能真正达至究竟自由。

复苏的万物，充满生机，像枝头的绿意，像出壳的雏鸟，像初生的幼兽。也如这些年，我在安心正念场域里见过的蜕变之人，那些崭新的美好，那些奔放的激情,那些有趣的童真,那些智慧的光芒。当他们可以重新焕发生机,便再也不用给自己的人生设限。

　　一个名扬中外的女企业家姗妮,在安心正念的家排个案里,触动到心。当她看见场域里,丈夫看着远方,女儿看着父亲,自己看着女儿,女儿与未活下来的兄弟姐妹们在一起……真相,唤醒了一直自以为成功的她。在家庭关系的现场呈现里,强悍的她落泪了,流淌出内在的脆弱与痛。尽管她在事业上位高权重,在家庭里却是束手无策、焦头烂额的母亲,在婚姻里则是无所适从、满心失望的妻子。她把因抑郁而退学的女儿带到数个心理医生处问诊,还天真地认为自己是对的,而心理医生们都告诉她:你需要治好自己。亲密关系的疏离等功课,也无时不在扰动她的心,激荡她的情绪。直到她来到安心正念系统排列场域里,真正看见了自己的父母、伴侣、堕胎的孩子们,以及活着的女儿。和解发生,关系重回序位,过去家庭里的戾气、怨气荡然无存,整个家的场域变得和谐、温暖,爱意开始流动。

　　另一位金融行业的女企业家,本来是来做自己的情感关系议题个案,结果现场的呈现让她看见家排的神奇与不可思议之处,于是邀请我到她的企业为高管、员工都做家排个案,让员工们都联结上自己家族里的源动力。同时,她还请我为他们做了组织系统排列。当我在组织系统排列中,为他们加上一个新的可能性——服务生命的项目,这时,所有原来看向不同方向,一盘散沙的各部门立刻围成一个圆圈,聚焦在公司的企业价值与精神代表身上。看到这一幕,这位落实力超强的女企业家马上在公司成立了一个新部门:家族基金管理。现在,四年过去了,这家企业成了全国名列前茅的金融投资公司,全员上下充满活力与干劲,他们在做好自己本职工作的同时,都在积极参与社会慈善事业。看到这样一家企业的成长与蜕变,我由衷地为他们点赞。

　　肖灵,安心正念系统排列导师班毕业生。她曾是声乐老师,因为陷于原生家庭及家族的牵连,加上父亲离世的巨大打击,八年时间里堕入深深的抑郁之海,麻木、低沉、绝望。她说,那个时候逃开一切要面对的部分,不去经历,那八年,没唱过一声歌,没照过镜子,经过了离婚再复婚的曲折,经历亲密关系、亲子关系的恶化……人生到了绝望的深渊,以为自己无救了。直至,来到家排工作坊,与当时正经历的失败投资和解。当她上完安心正念系统排列导师班第三阶课程,她含着激动的泪水,为所有同学唱了一首歌,那首歌,那些高亢入云霄的音调带着昂扬的生命力,碰触到了在场每个人的心。如今,她不光是家排导师,还是颂钵疗愈师、图卡疗愈师、家族树解读师。她说，现在自在了，可以平静地面对生命中一切的发生，不再逃开。现在在每个场合，她都是那个最活跃、最开朗、最顽皮的大家的开心果。她还开始带领读书会、家族树微课、颂钵沙龙等。受益于安心正念体系，便分享给更多有缘人，这便是自助助人之路。

来参加全息系统排列工作坊时，彭丹苍白的脸上那悲伤的表情深刻地映入我们眼帘，她需要接受、放下妹妹去年离世的事实。

当妹妹的代表躺在地上，她开始放声痛哭，抱怨妹妹不守信用，没实现曾经许下的诺言，指责老天不公，为什么在父母相继离开后又带走妹妹。她拼命捶打教室里的椅子，歇斯底里。

我引导她说出：在我心里永远有个位置，你是我最亲爱的妹妹。她哭着表达完后，躺着的、一直不安、伤心着的妹妹代表舒了口气，轻松了许多。

当我再引导彭丹说出"我接受你的命运"时，她无论如何说不出口，反复强调：我不接受！此时妹妹的代表再陷揪心与不安中。

个案就在这里停止，等待因缘具足。

两天后的工作坊结束时，彭丹跟大家分享：我现在真的接受了。我不肯放妹妹走，是缘于自己的执与贪。我看见自己拿着爱的礼品盒，里面却是一个大大的"贪"字。这次我来自在家园，收获巨大，超出我的预想，一切就这样神奇地自动发生了。妹妹离开后，我经常在夜里哭醒。现在明白了，那一切跟妹妹无关，都是我这个想掌控一切的贪念在作祟，我无法面对的只是自己的内疚与自责，与妹妹无关。

有老师曾说："我爱你"应该改为"我贪你"。虽然不太好听，但却是事实。因为爱的反面不是恨，贪的反面才是恨。是啊，真正的爱是无条件的，不期待、不依赖的，哪有什么"恨"可以由"爱"产生呢？只有当贪念无法被满足时，才能生恨啊。让我们受伤的绝不会是爱。那只能是：贪、执。

爱是无条件、自然、无私溢出的生命礼物，绝不是那只等着被填满的空碗。

当你端着这只伸向对方的"爱"碗时，请看清楚：那里面盛放的不是爱。同时，请听见，一个细小的声音在你的内心深处回荡：我要。

彭丹从这个个案里重新看见自己，尊重和接受了妹妹的命运，同时，也重新认识了爱。她从贪执里走出来了，心里留着妹妹的位置，去做了许多善事来纪念妹妹，然后，她朝向自己的新生活移动。

第一章　无为而无不为

孙琳是极其没有安全感的人，总怀疑自己老公有外遇，曾拿着木棒砸坏了车窗、后视镜，还横躺在马路上，扯着嗓子喊：×××，你有本事就从我身上轧过去！！引无数路人围观。官场上还算有一席之地的孙琳老公，无奈摇头，苦笑：看看，多疯狂！

这些年，在安心正念场域里也接触到不少个案都有类似的经验。她们或者剪老公衣服；或者去老公开过房的宾馆买通保安，调录像来看；或者点火烧自己家房子；或者跟踪老公；或者跳到老公的应酬饭局里指着每一个在场女性谩骂；或者满地打滚；或者老公失联，便打遍天下电话地毯式排查老公踪迹……

这些极端的表现，并不是她们的精神出现什么障碍，也不是她们的行为有无法自控的偏差。而是，她们回到了那个受伤的内在小女孩的位置上，她们所有的行为后面都只有那一句话：亲爱的爸爸、妈妈，请不要抛弃我！亲爱的伴侣，不要让我再重新经历被抛弃的创伤！

你甚至可以从她们在场域里的表现，看出那个扭动着身体，充满了被弃恐惧、无助而慌张的小女孩，而此时的她们往往只有几岁。

对于这样的生命，经过安心正念全息排列场域这些年，我才慢慢懂得，生出慈悲与同理心。在场域里，我通常会陪伴她们重新去看见那个幼小无助的女孩，拥抱这个小女孩，与她合二为一，让这个部分被接纳，成为生命里的成长资源。让现在的她告诉当年的小女孩：现在，你是安全的，我已经有能力保护你了，没有我的允许，任何人都不能伤害你，我会一直带着你，去体验人生。同时，我还会支持她们与父母和解，感恩父母给了自己生命，重新联结爱的力量。与家族和解，连接自己的生命源头，得到家族的支持力量。有时，我还会陪伴案主们与故乡和解，与民族和解……知道自己来处的人，活得最踏实，最笃定。

某年，我与去印度生活三年的维维有短暂交流，并给她做了家排个案，她与父母完成了和解，也完成了对家族命运的交还。个案尾声，当她带着生命的代表再次远行时，她说这次心里是踏实的，而之前，她的每一次离家远行，都是心慌的，无法安住，但回家后便又立即陷入与家人势不两立的绝望，只能再次出走。现在，她说自己可以在回家与远行之间自由切换了。维维还分享了一段对亲密关系的感悟，非常棒，她说之前是"吸附"的关系，总试图从对方身上填补自己内在的坑洞与匮乏，而现在，可以是"吸引"的关系，两个平等独立的灵魂之间的相互欣赏，同频共振。有觉知、有智慧的女性，可以成为自己，成为爱本身，就像维维，可以开心地、毫无拘束地在印度艺术家面前成为"超级舞星"、歌手，也可以在洒红节狂欢，在海滩上自由奔跑。生命如此之美，让每个人当下都可以开心地活在红尘里，却不执着于它。

其实，还有许许多多生命的蜕变让我感动，这些转变如此巨大，在因缘和合的当下，在安心正念的场域里，都无一例外地发生了。是的，当你准备好，改变就会发生，因为之前，那个移动已经等在那里，准备着，由你决定它要如何发生。

所以，有觉知与智慧的我们在大好时光里，有机会成为一个有趣的人。志趣、兴趣、情趣、性趣，一个都不能少。

生命如飞花，片片精彩。凡经过的，都只会让我们的内在更强大，得遇良机，我们活成了自己的样子，我们都是慈爱而有力量的人。

用生命服务生命之路，便是安心正念系统排列与生命整合体系的实修之路。求助者—受益者—助人者之路，既是历练心性的英雄之旅，也是喧嚣红尘的安心之途。鲜花与荆棘，瀑流与静湖，峻岭与平原，皆是必经，皆是无限好风光。

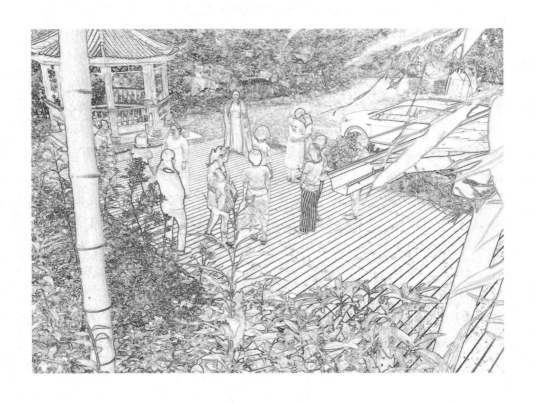

如何生起智慧，遇见与你相应的家排师？

世间并无偶然，都是因缘和合的必然。

你遇见的家排师，必是你当下最需要、最恰当、最匹配的，与你的内在状态相应的。

不过，作为过来人，还是提供一些小小的建议，供正要进入家排工作坊的你参考：

1.以貌取人。相貌，尤其是一个人的眼神与表情，是内心状态的最真实呈现。一个目光凶悍、满脸愤怒的排列师，你要选吗？一个浑身僵硬，身体四处堵塞的排列师，你敢选吗？就算他布衣棉褂，仙气飘飘了，你仍然可以观其神情，看是否与自己内在相应。看一个人的笑容，看他笑时，嘴角上扬时，也眉飞色舞吗？许多职业微笑者，嘴角上扬时，眼睛是不笑的。这样的笑容下，也许藏着一颗尚未解冻的心。至少，他的内在是不流动的，伪装出来的"柔软、大爱"，也会被场域试炼。表面热情高涨、语速极快的排列师，可能语言是冷漠无情的，语气语调里藏着疏离与阻隔。曾听过学员的投诉，某老师一个冰冷、不耐烦的表情就让小心翼翼靠近的案主受伤了，一个嫌弃的眼神同样会把心理脆弱的案主抛下深渊。家排师需要知道，来叩门求助的案主，都是难以靠自己之力脱离当下困局的生命，他们鼓起勇气求助前，已经经历过多少个不眠之夜，辗转反侧？他们中的一些人，甚至已经想到过放弃，就像我在二十五岁的女学员的手腕上看见过的割伤，她说，一次十四岁，一次十八岁，一次是去年，最痛苦的时候。又挣扎煎熬了几个月，她才来了，说给自己最后一次机会。好在，她来了。从此，她的手腕就不必再留下这样的伤害，因为，在她的内在，被整个家族排斥在外二十五年的父亲终于被接纳了进来，她的内在开始变得完整。像这个案主一样幸运的人并不太多。于是，我们除了为那些主动选择放弃生命的人表达惋惜与遗憾，也希望有更多的家排师可以长成用生命服务生命的践行者，让更多的人可以得遇家排，让自己内在转化，让关系和谐幸福。

2. 以话察人。如果一个家排师在宣传里总是提他多勤奋地在"拯救""帮助"多少个家庭、家族，那这是一个不尊重系统、不懂序位、用力过猛的假排列师，建议尽快远离。表面上的善行如果动机是粉饰自己的小我，如果带着居高临下的傲慢，毫无对案主家庭、家族的尊重，那这样的"帮助"会收效甚微。排列师给的，只是他演出需要的，而非案主及其家族真正需要的。正如一位老师所言：一直到你能够完完全全除掉自己自私的那一天，这之前你的所谓帮助别人，只不过是演一场戏给别人看罢了。

3. 以目的观人。如果一个排列师重视的是世间的功名利禄，或者，他还在为自己的房租、收入发愁，那么，他还有一段在秩序里归位的成长之路要走。同在泥沼里，他能支持、陪伴你吗？如果一个排列师只重视虚名、头衔、证书，那么，内在转化之路还需时日，毕竟，外求之路是走不通的。就算身上贴满了各种名利的标签，他内在的那个自卑、无力怎么破？

4. 以行量人。如果一个家排师把自己造成"大神"，宣传猛利、神化，那他就可以回他的自恋密室自娱自乐了，他不会成为一个同体大悲、心有大愿的"无爱""无惧""无为"之排列师。就算你参加他的工作坊，成为他的案主，他也看不见你。他关心的只是你这面镜子中的他自己。就像一个朋友圈九宫格里永远放着各种自拍照的人，他是没有机会看见你的。一个健康的人也可以自恋，只是这个自恋是适度的。

5. 以名读人。如果一个排列师不用本姓本名，那他就没有跟自己的家庭、家族建立联结，不管他有多少辉煌的求学经历，不管他有多么洋气的艺名，又或者超凡脱俗的灵性化名。那么，他可能更需要的是先让自己与大地连接，与今生生养自己的父母、家庭、家族联结，让自己得到滋养，完成整合。只有内在整合的人才能成为一个中空管道，因为他没有等待被填满的心理坑洞。

6. 以序位看人。如果一个排列师在自己的家庭关系里、社会关系里没有归位，处于僭越之中，还没活出系统原则，那这样的"排列师"你也要慎选。例如，一个没与自己母亲和解的人是笑不出来的，即使笑，也相当勉强，且挤出来的笑是持续不了的，很快会被自己说教、评判里隐藏的愤怒、戾气所取代。另外，错位带给排列师的傲慢态度也会压抑、削弱案主的生命力。

7. 以投射视人。如果一个排列师耽溺于"拯救者"角色，或者扮演案主的"完美父母"，那这样的排列师会很危险。如果尚不懂得挡回案主的投射，那案主不会得到疗愈，同时会不断制造出新症状来求助，来连接，双方会陷入相互依赖的沼泽里，无法自拔。这样的相互拖累在助人行业里特别常见，我也曾经观察并试验过，一个具拯救意愿的排列师与我在两地同时做一个个案的排列，两边呈现出来的场域完全不一样，那边的案主代表歇斯底里，悲痛欲绝，而我这边的案主代表却宁静平和。拯救意图与投射会直接影响个案呈现，有的排列师热衷于"挖祖坟"，窥探过去发生的，而安心正念排列的重点却是为案主找到生命的资源，从现在到未来，活出自己本来的样子，找回本自具足的蓬勃生命力。

8. 以"神通"识人。如果一个排列师始终强调自己的神通，彰显自己的与众不同，那你还不如去皈依一只秃鹫，或者，你的手机，它们都有神通。心的状态，即你自察察人的参考标准，一个标榜自己独特的人，最需要的是完成自我整合，而非助人。在标榜自己独特"神通""感应"的人那里，他需要用权力来掌控全局，来让案主对自己形成依赖心理，因为他时时刻刻强调的是"你做不到，而我可以全知道"。在心理弱小，还在孩童状态的案主那里，这会成功，并导致长期跟随、依赖、耽溺、纠缠。相互投射依赖的关系里，双方都失去了成长整合的可能，病态扭曲的关系更是雪上加霜，纠结更甚。

9. 以存在状态视人。家排师是如何存在的？他的生活状态本身就是最具说服力的。如果他本身生活混乱，关系纠结，急功近利，那你就对这样的家排师敬而远之吧。我观察一个老师是看他怎么对待服务员、怎么对待街边的流浪动物的。与名人相比，我更尊重一个真人，我认的老师，都是活出来的榜样。他们不虚伪，不表演，不攀缘，只如实如是地活着，便已是一座灯塔。

10. 以"明"选人。凡标榜自己为"名师"者，内在必有一个自卑的内在孩童，家排师不需要"名"，而是"明"，不需要头头是道的理论（经师，知识搬运工），而需要脚踏实地的践行（人师，生命服务者）。真正脚踏实地、认真老实活出来自己懂得的理论者，才是真正的践行者，证得才是得，他用自己的脚印告诉你，这条路，走得通。

11. 以"谦卑"见人。真正的排列明师，必是谦卑的，带着对案主及其家族充分尊重的。在排列师内在，爱胜于道德评判，必是所有的移动都朝向生命本身，在道中移动的。不止一次听过案主被排列师所伤："做小三就是这个下场！""流了这么多孩子，还有脸活着？"……如果排列师沦为世俗标准下的道德审判员，甚至带着性别歧视、荡妇羞辱等内在信念，那他就错过了生命本身，既没有真正看见过案主，又让案主遭受了第二次创伤。愿世间，这样的排列师越少越好。

12. 以"流动"睹人。一个内在僵固、尚未完成创伤疗愈的家排师，他在场域里也经常是卡住的，全场的能量会滞堵，而内在已完成整合的家排师的场域，是柔软而流动、包容而慈悲、抱持力极强的临在本身，于全场学员来说，每一个个案都是为所有人做的。

一个真正无为（个人意志的行动）、无惧、无爱（执着的小爱）、无我（小我），不以追求功名利禄为目标，不以证明自己为要旨的人，才可能成为一位真正自助助人的排列师，才可能为生命服务。他只是一个中空管道，没有任何个人意图，只顺应场域的流动，无为而无不为。遇见这样的明师，你便有希望回归序位，活出自己，生命绽放，成为爱本身。爱满溢时，你便可能成为助人者，成为用生命服务生命的践行者，照亮经过的有缘人。

愿你生起智慧，早日与你内在相应的家排师相遇。深深祝福！

杨力虹老师智慧金句

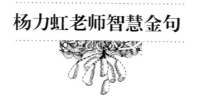

● 我们都忙于去承担别人的命运，去替别人做一些别人应该做的事情。当你说你很忙的时候，正确的表达应该是：没把这些时间花到自己身上，更多在用力"求关注""求点赞""求认同"。想想看，你用在自己成长上的时间够吗？

● 所有的力量都比不过人的心念力量，当我们有这样的善心、善念、善愿生发出来时，我们的世界就会有更多的和平与仁慈，更多的良善。

● 全世界最重要的一本书就是自己的心。只有当我们搞清楚自己心识的运作模式，身心是如何交互发生的，我们才会清晰自己，懂得别人，去看见那些惯性反应模式后的动力。

● 当我们在这个世界上站对了自己的位置，各归其位、各负其责时，各种关系就会非常顺畅，能量也会自然和谐地流动。

● 眼见，不一定为实。想法，不等于真相。用心去活，有时会痛，但真实。用头脑去活，貌似安全，不痛不痒，实则虚假。

● 我们很难不带评判地去表达，评判多源于内在的恐惧。

● 过去无法被删除，我们需要给前任一个位置，后来的伴侣也须尊重前任。因为，是前任的离开，才有了后来伴侣的位置。

● 当你们可以在社交网络上用自己的真实姓名，也许就不用上各种成长课了。用真名，你与父母、家族的联结便加强了。你们在选家排师时，可以先去观察这位家排师是不是用自己的真名。

● 真传一句话，假传万卷书。践行，强于无休止地思辨。

● 不用千里寻"前度"，只需在心里给对方留一个位置，感谢对方曾经的陪伴。对于分手，承担属于自己的责任。

● 愤怒、恐惧的底端，都是对爱的渴求。

● 很多疾病不是它需要你，而是你需要它。

● 以为自己比妈妈更好，成为父亲的"隐形伴侣"时，男朋友们就没有机会了。世界上没有父亲复制品，每个男朋友，都不是你爸爸。

● 带着理想，走向梦想。有时，低头比昂头更有力量。

● 拒绝情绪，身心必分离。接纳自己的所有面向，身心方和谐，你逃不过的只有自己这一关，回头便是归心处。

● 所有关系，一定是双方，甚至多方造作的结果，绝不可能是某一个人的错。

● 真正的成功不是忙得脚不沾地，而是能任运自在地独处一隅。

● 头脑里的"知道"，就如粘着碎玻璃的胶布，终会掉落。没有实证过的夸夸其谈，都是没有力量的，不过是知识搬运工。

● 有对对方不满意的嗔心生起时，通常会伴有一个隐微的、想改造对方的意愿。而我们能做的，只是修正自己，调伏自心。

● 当你不执着于金钱时，它反而流动得更好，更快。

第二章

安心正念·个案实录

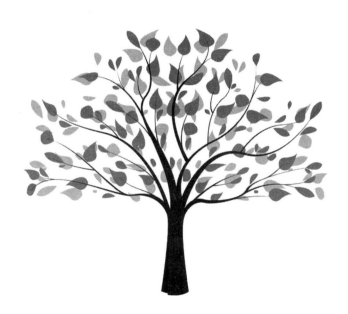

写在个案实录前的说明：

在安心正念家庭系统排列工作坊中，案主在与老师交流、表达完自己的议题后，需从工作坊的同学里挑选出自己议题里涉及的人物代表。假如案主的议题为案主与父母的关系，那么案主会挑选出自己、父亲、母亲这三位代表。当代表上场时，他们呈现出来的身心状态与案主息息相关，他们在场域中仿佛是中空管道，可以呈现出具体的状态与真实情况。

在工作坊中，除了少数案主会带着家人前来一起参加工作坊，更多的是案主独自前来的。本书的个案实录分享里，在每个个案的开始，都会清晰写明"代表上场"。而在之后的个案进行中，会有大量代表与代表或者代表与案主的互动，为了让读者可以更好地沉浸在家排的场域、氛围中，有真切的代入感与体会，个案后续描述过程中就不再屡屡写上"代表"二字。望读者知晓。

另外，在个案中，老师也会用到盲排。当代表上场时，不需要告诉这位代表，他代表的是什么。这样，透过代表自发的行为和反馈（感觉、感受、想法、情绪等），以及案主与盲排代表的互动，也会清晰而客观地在场域中呈现真相。当代表非真人，而是图卡、小物件、人偶等时，老师会用到空椅疗法等方法，帮助案主进入场域，发生联结，完成和解。

与内在孩童和解

我们都是好孩子

　　电影《国王的演讲》中，乔治六世，因童年时期的严厉管教与精神伤害造成口吃。

　　电影《心灵捕手》里，那个马特·达蒙饰演的数学奇才，也是因为童年的受虐经历，对人防备、抗拒，直到心理医生重复那句感人至深的"这不是你的过错"，他封锁已久的心灵之门才重新打开，积压了多年的泪水才奔涌而出。

　　而在我接触的众多个案里，许多案主的心结都在童年时期形成，父母的打骂责备，老师同学的嘲笑……疗愈过程中，看到他们与受伤的内在孩童拥抱时，流下的那些伤心的泪水，释放的那些压抑已久的情绪……在关系工作坊里，更是可以看到许多案主都卡在受伤的童年或少年时期，而伤害他们的却是自己最亲近的人。

　　　　因为爱，我们在承受，

　　　　因为爱，我们不反抗，

　　　　因为爱，我们宁愿自己受伤……

　　　　我们都是好孩子。

　　　　同时，我们还是"超人"。用爱在安排父母、帮助家人，拯救全世界……不知不觉成了"超人系"。

　　　　我跟不到三十岁的某位姑娘聊天，她说自己如果中了五百万……

　　　　我问：你会怎么安排？

　　　　她说：我买大房子，把爸爸妈妈弟弟妹妹都接来。

　　　　我问：你老公呢？

　　她答：也在啊，和我们一起。

　　……

　　时下的她正和新婚不久的老公经常为了经济账闹得不愉快，正在纠结中。

　　我说：你如果中了五百万，老公会离开得更迅速，更快。

　　他俩有相同的农村成长背景，相同的多兄弟姐妹的家庭，相同的对家人的孝顺与爱，相同的背负重担……都是"超人系"，都被自己的家族业力牵引，被自己忠诚深埋的爱拖累。我们用自己的小肩膀扛了太多不属于我们的重负，我们咬着牙，流着汗，和着泪，只是想说：我可以，我能行，我爱你们。

　　我们都是"超人系"学生。或在读，或毕业，或肄业。

　　1987年，当大二的我在暑假跟着父亲第一次到海南探亲戚时，父亲深被这片椰林摇曳、海风习习的热带土地吸引，他说了充满憧憬的一句话——要是能到这里来生活就好了。这句话让我为之奋斗了五年。大学毕业，我没有服从分配，只身到了海南，我要用自己的力量为父母在这里建一个家。因为父亲渴望离开重庆彭水已经很久了。

　　五年以后，父母来了，跟我和前夫住在一起。但父亲当初的憧憬并没有实现，他被在婚姻里挣扎痛苦的女儿弄得心烦意乱。然而，我没有放掉我作为长女对于家庭的责任，还扛着那些不该我扛的重担。我一厢情愿地把妹妹移来海口，还给她改了名字，我要让一家人在海口团聚，幸福快乐地生活在一起，像童话故事般。

　　结果是：这番折腾，家人都听从了我的安排，如我所愿地在海口生活、工作。离婚、再婚后，我为父母在海口安了个家，实现了我曾经暗自在父亲面前发下的誓。妹妹自己也成了家，找到幸福的依归。

　　后来，我接触了家庭系统排列，才知道自己"超人系"的作风是有问题的，我其实在做父母的父母，也在做妹妹的父母。从那时起，我慢慢开始学会放手，放松，放下，回到自己本来的位置。

　　终于如愿以偿，到了海口生活的父亲却在我接触家排的头一年年初，离开了人世。他没能在活着的时候看到归位了的女儿。

　　不过，后来的我，每次在走向父亲的家排练习里，都清楚地被父亲代表告知：我为有这样的女儿，深感自豪与骄傲。于是，我更深信生命之间的联结是远超于肉体存在的。

"超人系"的伙伴还有很多。看看身边那些已经被压得体形走了样的企业家们，还有那些肩膀已经僵硬得没有知觉的"强人"们，我想，你们也可以试着慢慢放松自己的肩膀，放下那些不属于我们的重负。我们不必用这种笨重的方式来证明对家人的忠诚与爱。尽管，我们都是好孩子。

当我们回到自己原本的位置时，爱才可以更顺畅地流动。

现在，我们可以从"超人系"退学了。

我们还可以，继续做好孩子——身心愉悦、自由自在的孩子。

父母战争中的孩子

在某次夏令营里，我见过这样一个孩子。

他个子不高，肩膀却抬得很高，仿佛穿了垫肩衣服一般。

他跟人打招呼的方式也很特别，不是扔石子到对方身上，就是用竹竿挥舞，碰触……

当天晚餐，同学们都不愿意坐到他的身边，他成了"万人嫌"。

第二天早上，朋友跟他们交流，他听见，这个男孩子"杀"字不离口。我在窗口观察，他在沙堆里用砖块虐待虫子，一条条地撕扯着虫子的腿，口里念叨：要让它们慢慢死去……之后，又垒起无数小沙堆，上面写着"××虫之墓"。一个十岁孩子的世界，孤独、寂寞、冷漠、抽离。

这是怎样一个孩子，他受过何等的暴力虐待，他生活在父母战争里有多久了？

他有一位强势的母亲，是社会上公认的成功的事业女强人，父亲被定位成一个不得志的家庭妇男，两口子的战争火爆且激烈，并且经常性突然爆发。孩子是父亲的出气筒，他成了父亲的打骂对象，父亲对老婆不敢撒的气全都由孩子来承受……孩子长期生活在战栗的恐惧里，形成一种强烈的自保意识与下意识的暴力行为模式。

这样的孩子比比皆是，虽然父母双全，却完全是无依无靠的孤儿。一个单纯、无瑕的孩子在父母的战争中，扛起了不属于他的命运。他无法做一个奸细，因为他两个都爱；他也无法成为同盟，因为他离弃任一方都会满怀内疚。他常常把责任往自己的小肩膀上揽：都是我不好，才让他们吵架、打架，要离婚……他不会知道，父母争斗的不过就是一个字——"我"，他们都要证明自己才是无比正确、无比委屈、无比辛苦、无比伟大的那个人。

现实生活里，不乏搅入父母关系的迷局里，找不回自己的孩子。不管这些孩子他们有如何出格的行为，他们无一不是父母战争的牺牲品，成为奸细或同盟或敌人，完全不是一个孩子可以选择的，更不是他们应该选择的，他们只是孩子，他们有自己的命运。

在父母战争中被搅动得心烦意乱、彷徨无助的孩子，要么过着自暴自弃的悲惨生活，要么"揭竿而起"，把自己的这些暴力找到另外的出口发泄出去，接近他的人当然是首当其冲的受害者，甚至还有孩子直接针对父母，以暴制暴……这些都是无意识的孩子带着"忠诚且盲目的爱"做出的选择。他无法过比父母更幸福的生活，因为那是对父母的不忠，那是背叛。

只是，他没看到，那是无明。他无法看见，父母的争斗中，父母永远关注、执着的都只有自私自利的那个"我"，根本与孩子无关，孩子是无辜、无奈的。

相同的因、缘、果，在无明的家庭里，被传承、被延续。

苦，我们都看见、体验到了，但，做父母的你，准备好去找解决的办法了吗？去真正终止无明？

你真的愿意松手，让孩子逃出父母战争的旋涡吗？

你真的愿意看见，孩子不再重复你们的命运吗？

如果你愿意，一起来，做生命的勇士吧。

向自己的习气开刀，挣脱自己情绪的枷锁。

最重要的是，一旦你觉醒了，恩怨情仇便能一笔勾销，你也可以从情绪的牢笼里释放自己。

同时，也放孩子一马，让他成为自己，做自然、自由、自在的人。

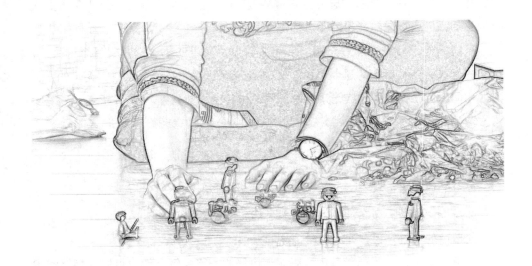

爱自己，是余生幸福的开始

案主是一位二十九岁的女性，白皙的皮肤、精致的五官、高挑的身材加上破洞牛仔裤和白色上衣，整体感觉时尚、清爽，让人眼前一亮。

"你的议题？"老师问。

"我想与六岁的自己和解。"

"我以前以为议题是父母和家族，但昨晚一场颂钵音乐会后，我清晰地看到自己的问题不是来自外界，而是源自自己的童年。"

六岁孩童的代表被邀请上来。案主走过去，小心翼翼地牵起六岁孩童代表的手，以非常笨拙的方式抱住她。孩童代表似乎被抱得很不舒服，奋力挣脱开案主。案主并不甘心，再一次靠近她，重新牵起她的手，喃喃自语道："我感觉很害怕，我很害怕。"说着低下头，充满委屈地掉眼泪。

六岁孩童代表面对她，感觉不知所措，不知道如何回应她，听到案主的喃喃自语，孩童代表感觉非常不舒服，她捂着肚子，表情非常抱歉地说："我很想离开，我不希望被她这样抓着，我感觉非常不舒服，我强烈地想离开这个场域。"

孩童代表慢慢向后退，最后退到这房间的角落里，案主呆呆地目睹孩童代表的离开。多少年来，自己只身一人，无依无靠，没有人疼爱，没有人陪伴，此刻，孤独的力量最伤人。案主开始痛哭，双手抱着自己，似乎在用这种方式说："没有人温暖我，我只能温暖我自己。"伤心的哭声在教室回荡，直到哭得双腿没有力气，她蹲坐在地上，双眼空空，内心一片茫然。

她趴在地上挪向孩童代表的方向，似乎不计任何代价都要和她在一起。

听到案主持续的哭声，孩童代表心生愧疚，慢慢地走向案主。但是每次被案主紧紧抓住，孩童代表都会感觉到厌烦，她心直口快地说："我不希望被她抓着，因为我不喜欢她。"

案主提出想要抱她，孩童代表如躲瘟疫一般地逃开，并且强硬提出要保持距离。案主很听话地往后退，一米、两米、三米，案主在孩童代表的"指挥"下，离得越来越远。

"你离得越远越好！"

孩童代表的一句话，引得案主再次情绪崩溃。

老师问案主："你六岁的时候经历过什么？"

案主稍稍回忆，然后逃避似的闭着眼睛，摇头说："所有人都不喜欢我，没有一个人喜欢我！"案主再次强调："没有一个人！"

老师反问："没有一个人吗？"

案主再次回想："有一个没有血缘的姑姑，她比较喜欢我。"

姑姑代表被请了上来。当姑姑代表一上场，案主就像一个无助的小女孩跑向她。姑姑用温暖的怀抱回应她。老师引导姑姑说："即使这个世界上没有人喜欢你，姑姑也喜欢你。"案主听了之后，发出更加悲痛的哭声，多少年来无人疼爱、无人理解的苦楚，在姑姑温暖有爱的怀抱里，终于得到释放。

当案主发出凄惨的哭声的时候，孩童再次表示想要离开，再也不要见到她。

老师引导案主透过姑姑，再次感觉一下孩童，案主说："我现在觉得她很胆小，很彷徨。"

"那你愿意为她在心里留一个位置吗？"

"不愿意。"案主斩钉截铁地说，没有丝毫犹豫。

孩童代表听完后漠然地回答："我也真的很不喜欢她。"

老师继续引导案主："你觉得姑姑喜欢你的什么？"

案主表情忧郁地说："因为所有人都不喜欢我，所以姑姑是觉得我可怜才喜欢我。"

"你问问你的姑姑，是不是因为你可怜才喜欢你？"

姑姑代表摇摇头说不是这样的。

"你找找自己身上有没有值得被喜欢的部分，如果有五个你值得被喜欢的部分，你觉得是哪五个？"

案主低下头，绞尽脑汁地思考，脸上一副怀疑的表情，她始终不相信自己有令别人喜欢的部分。

良久，她冒出一个词"善良"。

"还有呢？"

"身高。"

"你小时候就很高吗？"

"是的。"

"小的时候很可爱。"

"天真、贴心。"

"那你觉得姑姑是因为你的哪部分喜欢你呢？"

"因为我的贴心喜欢我。"案主略带轻松地回答。

"那再去看看六岁的自己，你对她的感觉有没有发生改变？"

"感觉她很天真，很善良，笑起来也很好看，也是一个贴心的人。"案主此刻的言语里透着轻快和笃定。

老师询问孩童代表听到这些有什么感觉，孩童代表使劲甩甩手说，感觉放下了好多。

老师继续引导："除了这五个特点之外，你还喜欢六岁的自己什么？"

案主看了看孩童代表："很喜欢她的眼神，不像现在的我，我的眼神现在很浑浊。"

老师哑然失笑："那你走到每位同学面前去，让他们看看你的眼神是什么样子。"

感人的一幕发生了。案主挨个走到同学的面前，她得到的答案五花八门："清澈""明亮""善良""有爱""天真"……得到了十几个不尽相同的答案，但没有一个是关于浑浊的。姑姑代表也给了她一个答案：灵动。

案主一直否定自己，打压自己，觉得自己不被喜欢，即使在这一刻得到如此多肯定的回答，她的内心仍然坚如磐石，不为所动。

"你还像之前那样嫌弃她吗？也许现在你没有办法完全地喜欢，但是你可以让彼此的喜欢变得再多一点点。"

案主鼓足勇气："我希望自己把不喜欢的部分都变成喜欢的部分。"可是孩童代表听到之后感觉很排斥，她觉得这是不可能做到的。

老师引导她说："即使你有那么多缺点，我也接受你，你是小时候的我，我是长大后的你。""面对你的内在孩童，去介绍一下自己，你现在叫什么，从事什么样的工作，有什么样的亲密关系。"

听到这里，案主像是面对一个新认识的朋友，带着十足的诚意介绍自己。

"你好，我叫黎小娟（化名），这是我改过的名字，以前的名字我觉得不好听，后来我就改成了新的名字。我两年前移居外地，有一段时间过得很不好，现在越来越好。我会坚持的。等我越来越有能力的时候，我就会让家里人越来越喜欢我。"

这段充满积极的话让大家重新认识了这位看似没有自信，不喜欢自己，但是充满勇气和正能量的小姑娘。

"谢谢你，我现在可以多一点时间和你相处，也多一点时间和我自己相处。"

经过漫长的和解，案主没有像之前那样否定自己，力求改造自己，孩童代表也没有再像之前那样排斥案主。两人能够处于一个适当的距离看着彼此，给予彼此成长的空间。

老师引导案主向姑姑代表鞠躬感谢，姑姑给予的无私的爱，成为她和解的重要资源。

在现场，姑姑代表一直的守望、现场同学给予的支持和肯定，以及在老师的引导下看见自己的闪光点，所有爱的能量逐渐汇集，她此刻更有力量，追忆起六岁时发生的两段不快。一是因为年幼不懂事，被同学嘲笑后，产生了报复的心态，否定自己，不再用心学习。二是被熟人性骚扰后内在有羞耻、屈辱感。这两段往事都让她对自己产生了怀疑和否定，并持续到现在。

如今，她终于勇敢地面对自己的过去，勇敢地为过去的封闭和黑暗打开一扇窗，让光明和爱透进来。

"我们那个时候太小了，这不是我们的错，我们保护不了自己。我跟你一样，我也很害怕。现在我已经二十九岁了，我完全有能力保护你，没有我的允许，任何人都不能伤害你，请你相信我，我真正地看见你了。"

六岁的自己舒了口气，心也慢慢变得柔软。

爱是一段旅程，内在经历了从排斥否定到开始学会接纳理解的过程，这一段爱的路，案主走了二十三年，从未放弃自己。

现场，爱仍在延续。

三年后的自己代表被邀请了上来。三十二岁的自己自信，优雅，充满智慧。当她看到二十九岁的自己，觉得傻乎乎的，很可爱，而看六岁的自己感觉心疼，同时，又心怀感恩，因为六岁的自己承受了痛苦考验，现在的自己才有机会变得更加坚强，更加独立。

案主看到三十二岁的自己，十分满意，她喜欢坚强、独立、勇敢的那个自己，能够无畏地面对未来，通过爱的力量创造美好的未来。

案主再次拥抱六岁的自己，她大步走上前，如一道充满爱的光亮，所有的否定、排斥都烟消云散。

老师不忘为她挑选一位未来伴侣的代表。案主的眼光一直锁定在三十二岁的自己身上，男人此刻对她没有多少吸引力。老师风趣幽默道："又是一个独立自主的女强人！没关系，三十二岁的自己没有男人，说不定三十三岁就有了！"

在一片欢声笑语中，案主结束了个案。

❧ 杨力虹老师点评：

这是一个非典型的系统排列个案，它是一个融进了多种疗愈方法的整合个案。拥抱内在孩童，接受自己的不同面向，是成为自己，迈入成年人行列的前提。

头天晚上的一场颂钵自然音乐会，我把内在孩童冥想加入其中，案主便看见那个不肯与自己联结、无法和解的六岁的自己。

到工作坊的前两天，该案主都穿着破洞牛仔裤，因为她身材高挑修长，肤白貌美，很引人注目。只是，她一直忧心忡忡，少有笑意。

到工作坊的第三天，做完自己的个案后，她自在轻松了，笑靥如花。一周后，她在生日当天发给我的微信里写道：老师，对您的感谢无法用言语形容，真是自己的福报，可以尽早地找到自己，我会把您当成我人生的标杆，努力做一个温暖而有力量的人，去造福他人。

是的，你值得拥有美好多姿的人生，拥抱内在孩童，爱自己，是余生幸福的开始！

祝福你，亲爱的姑娘！

你笑起来的样子，很好看

这是一个年轻的案主，刚当母亲没多久，标准精致的五官，干净的皮肤，大部分时间里，她脸上总是带着一丝腼腆的表情……到工作坊第一天，她和周围同学保持着距离，基本上没有太多的交集。

她带来的议题是"抑郁"，这个"抑郁"已经不是第一次找上她。在生孩子之前，她去医院检查，被医生一纸断定"重度抑郁"。在抚养孩子的过程中，她仿佛恢复了一些，以为"抑郁"就此离去了。不承想，这一次"抑郁"竟又卷土重来，坏情绪彻底淹没了她。"其实我有一个幸福的家庭，有爱我的先生，有可爱的孩子，可是我就是高兴不起来，开心不起来。"案主流着泪，哽咽着。

"从小到大，你还记得使你最开心的事是什么吗？"老师问。

"没觉得什么是值得高兴的事情，"案主顿了一下，"小时候，在家乡大山里，和姐姐、奶奶生活在山上，那是我觉得最美好的时光。"

案主自述：她是家里的第二个孩子，爸爸和奶奶很想要一个男孩，由于计划生育政策不允许，就把两岁的她送到姑姑家寄养。姑姑家在很远的乡下，没人认识。之后，父母又生了个女儿，在出生后，又被送走，直到，终于生下了第四个孩子，是个男孩。

"被送到姑姑家的这三年，记忆特别不好。"案主哽咽着，泪流不止。"被打骂过吗？"老师轻柔询问。"没有，"案主迟疑了一下决定面对，"有被欺负、被性侵的经历，是村子里其他的男性。"排列就这样开始了。

"快乐"的代表和案主的代表一上场就有了各自的移动，"快乐"转过身，走出了场外，案主的代表孤单地站着，有委屈和习以为常的麻木，随即，也转过身，走到一个很远的角落，蹲在地上。场域里加了一个代表——"疗愈"，但移动并没发生，案主代表的感觉是：很冷，无力，就想找个角落躲起来。

躲避是当时幼小的她唯一能做到的自我保护的方式。场域里加了父母的代表。"现在感觉一下有什么变化？"老师询问案主。"感觉后背有了一些力量，但是断开的，知道父母在远处，但没有联结。""你感觉一下这个场域里，有没有吸引你、跟你有联结的人？或者，有你想去的地方吗？""刚才在父母上来时有一些吸引，但是没有力量走向他们……"

老师再加一个代表，代表刚才案主的描述中和姐姐、奶奶有过美好时光记忆的家乡。

"现在呢？感觉怎么样？"

"在刚才老师提起家乡的一瞬间，有一些触动，有一些恐惧和害怕，内心也有被父母的吸引，感觉那里会有温暖。"

"那试试看，回头看看妈妈，或许起先和她的联结是微弱的，但没有关系。"

案主的代表看向妈妈代表："很想哭也想去，可是身体无法移动。"

此时，"快乐"依偎着"疗愈"，像个孩子般委屈地掉泪。是啊，那个活在伤心无助里的孩子，哪里能看见快乐，允许自己快乐，有能力快乐？在"疗愈"的带领下，她们靠近了案主，希望能带领她走向父母，案主摇着头，泪如雨下，依旧僵硬的身体向后退缩着。

"感觉一下，泪水为谁而流？可以让它被如实表达出来，不要再憋回去，它们被压抑得太久了。"老师那慈悲、温柔、洞悉一切的理解让案主放下了防备与自卫的盔甲，她的心被包裹得太紧了，从来不敢表达那句——"我想妈妈！"此时，案主与自己的代表站在一起，她们看向爸爸妈妈，案主的呼吸渐渐变得粗重，就像在封闭缺氧的铁罐里，越来越艰难，终于，她们抱在一起痛哭，哭声经久不息。

大家静静地陪着案主流泪，陪着案主将爆发的情绪平复。老师继续引导她看向父母，对他们说："我不是儿子，我是你们的二女儿，这不是我的错，我接受来自你们的生命。"这句话让案主迟疑，是选择同意、接受还是拒绝、恨？她的内心充满了挣扎。沉默片刻，话才终于说出口。而父母的代表，在她为是否接受这个生命犹豫迟疑时，内心也是说不出的揪心与紧张，当她终于肯承认时，父母的代表才大大地松了一口气。

"其余你们没给我的，我会自己去创造。我尊重你们的命运，尊重这个家庭有重男轻女的传统，只是，从我开始，我可以接受我真实的性别、身份。作为女性，我也有活下来的价值，我值得过与男性平等的人生。如果我过得比你们好，请你们允许我，祝福我。"

听完女儿的这番话，父母代表感到了前所未有的轻松与欣慰。

"我理解你们的局限，对我来说，你们是我最恰当的父母。现在我有了先生和自己的孩子，我们家庭幸福，我允许自己有这样的幸福，我值得！"

老师引导案主做完这部分和解后，父母代表感觉到平静与轻松，女儿心里对父母的恨也逐渐消退了，心里安宁了许多。但，巨大的隔阂和中断太久的爱生出的生疏，让案主对父母的感情依然淡漠，老师继续引导案主，告诉父母："我没有感情，是因为小时候我经历了太多你们不知道的痛苦，把自己封闭了起来，我没有告诉过你们，也没告诉过任何人。我现在长大了，我现在会去学着接受这些部分，同时允许自己慢慢地敞开！"爸爸妈妈的代表感觉到心疼和深深的内疚，但也希望女儿能理解他们的局限与迫不得已，知道这些年爸爸妈妈也在忍受着后悔还有内心的煎熬，他们也并不轻松。

"现在，试试看，能不能走过去，去触碰一下爸爸妈妈，也许，这对你来说比较陌生，试试看，感觉一下他们身上的温度。"老师温柔地引导，在"疗愈"的带领下，案主非常缓慢地向父母的代表移动，父母的代表张开怀抱，紧紧拥抱她，瞬间，委屈、凄怆的哭声似暴雨倾泻而出，她哭喊着，试图挣脱这渴望至极、却又非常陌生的怀抱，这个空缺了、等待了二十几年的怀抱，这份代表着安全、接纳与认可的拥抱。案主在爸爸妈妈与所有同学坚定的拥抱中，放下了抵抗与拒绝，肆意地如孩子般号啕痛哭。她太需要这样的释放了，一首摇篮曲在耳边萦绕，所有人形成一个巨大的摇篮，整个场域蔓延着浓浓的爱，老师让案主如婴儿般，再一次，躺在父母的怀抱里，完成各自生命的完整。

温柔深情的歌声填满心间，亲爱的宝贝，你是值得的，妈妈愿意给你自己的仅有。躺在妈妈代表无尽温柔温暖的怀抱里，案主渐渐地放松了僵硬的身体，慢慢地打开了自己，开始慢慢地信任，终于，伸出手，紧紧抱住了妈妈代表。她痛哭着，哭出所有的委屈，所有的思念，所有的伤痛……

亲爱的，或许你现在还没发现，在我们得到生命，在出生的那一刻，生命已经完整。我们一路的经历，一路的磨砺，一路的遇见，所有的缺失和痛苦只不过是在不断地印证和体验这份完整性，直至有一天，你终于发现，你自始至终都活在这份完整中，你从未缺少也没有失去过这份完整！

🌱杨力虹老师点评：

    这是个典型的亲子中断的创伤个案。一个不被承认，无法回归，饱受痛苦、颠沛流离的生命。她的妹妹会更艰难，因为一出生就被送走了。这样的个案，在中国广大的农村地区，在重男轻女之风盛行的地方，并不罕见。这个个案并非简单的系统排列个案，里面有许多创伤疗愈的成分，尤其是经历过性侵的案主，是需要无条件的温柔陪伴、呵护与支持的，陪她找回自己的生存价值，连接到内在的真正力量，看到生命成长的资源，非常重要。快乐，是一种能力，更是一种自我允许。

    案主长得非常美，只是来工作坊时不会笑，甚至怀疑自己的决定。个案后，她终于会开怀大笑了，并且，笑意一直漾在她的脸上。工作坊结束时，她送给我和同学美丽的书签，上面有她娟秀的字迹，满溢着感恩与祝福。

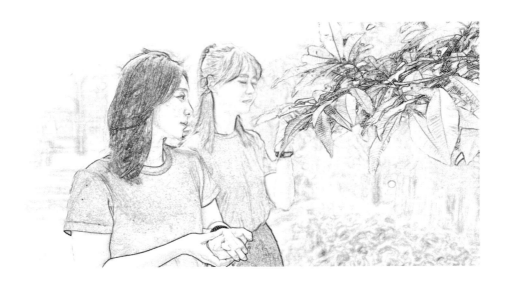

我会像一个成年女人那样去爱你

这位勇敢的案主是一位三十有余的女性，她的议题是亲密关系。已到而立之年的她自诉从未有过完整的亲密关系，每当一段恋情即将浮出水面，手还未牵，就再次无疾而终。

案主邀请一位男士，代表亲密关系。男士一上场，案主径直走到他面前，围绕着他转圈，偶尔停下来，眼神里也全是热切和渴望。

男人则冷静很多，瞥了一眼案主，马上躲开了。案主不甘心地继续追随着男人的脚步，希望得到对方的回应，但是，她越是激烈地追逐，男人越是想要快速逃离。

案主像一个受伤的小女孩一样，抽泣了两声，男人依旧无动于衷。老师问男人是否对她有男女之爱。男人的回复令人忍俊不禁："完全没有，对方像是一个七八十岁的老太太。"

案主听到后，有一些失落，但仍旧没有放弃，她继续追逐男人，男人感觉心脏处有一些不舒服，选择再一次逃离。

案主母亲的代表被请了上来。

母亲代表威严地站立着，挡住案主的去路。男人躲在母亲代表的背后，三个人上演了一场老鹰捉小鸡的游戏。

母亲代表的阻隔也无法让案主放弃。她尝试利用一切机会靠近男人。这时，老师提出只有一个办法能够接近男人，那就是让自己变小。

案主双膝跪地，跪在母亲代表面前大声哭喊。她的哭声里充满了恐惧、无助和对爱的无尽渴望。母亲抚摸着孩子的头发，用母爱温暖着这个孩子。这一刻，这位三十多岁、外表刚强的女性脱掉了层层防备。尽管外表强悍，可是在内心深处，她只是一个期待着被人爱、被人保护的小女孩。

她紧紧抱住母亲代表，把头贴在她的腹部上。所有的委屈、不满和伤痛，伴随泪水滑落。

老师问："感觉一下，你现在几岁？"她哭着回答："六岁。"

"试试，是否可以让自己长大？"

案主缓缓地站起来，哭泣声音变小了，脸上的表情变得坚定了。

老师又问："现在觉得你有多大？"当内心的情绪得到纾解，案主感觉得到了力量，面对着母亲代表，她勇敢地说出："十八岁！"老师笑着说："十八岁是可以谈恋爱的年纪了。"这句话使得案主破涕为笑。

"看看现场有没有你喜欢的人，十八岁的女孩子可以择偶了。"老师继续说。案主看着妈妈代表，有一些不舍，但妈妈代表用温暖的眼神包裹着她，给她力量。她鼓起勇气，转身离开妈妈代表，走到同学中，挑选了一位她自己喜欢的伴侣代表。被挑选的伴侣代表和她手牵着手，微笑相对，眼神里充满了爱意。

"被挑选的代表感觉如何？"

"感觉很愿意牵着对方的手一直走下去，心里很踏实。"

看到两人手牵手，充满爱意地彼此相望，男人代表（实际代表爸爸）和妈妈代表都很欣慰，并在心里祝福他们。

目光凝视，心灵相通。案主和爱人代表甜蜜地相视而笑，紧紧抱在一起。老师引导案主对爱人代表说："谢谢你，我会像一个成年女人那样去爱你。"爱人代表很高兴地点了点头，说完，两人再次相拥，个案圆满结束。

❧ 杨力虹老师点评：

亲密关系是不会通过追逐而得来的。场上的男人并不是"亲密关系"，而是她的爸爸"替身"。只有孩子才会那样追着自己的爸爸，不管不顾。一个六岁的孩子没有办法进入亲密关系，只有成年人才能拥有爱情。

所以，要想求偶，得先让自己长大，散发出成年女人的气息，自有姻缘前来相应。

祝福案主！

与自己和解

我是谁？我为谁而活？
——在不确定的世界里真实地活着

北京大学副教授、精神科主治医师徐凯文医生提出一种"空心病"——价值观缺陷所致心理障碍。"我是谁？我为谁而活？我感觉不到自己存在过……"

在我的家排工作坊或一对一个案里，我都与这样的"空心病"案主相遇过。他们的年龄、性别跨度很广，最小的十二岁，最大的近六十岁，既有男，也有女。其实，这种"空心病"并不局限在徐医生的研究对象群体，不过，"好孩子"的确是患"病"最多的群体。在世俗层面，他们非常成功，但实际却身心失联，情绪失衡，长期失眠，无法建立亲密关系，妄念横生，痛苦不堪，对自己及世界都非常不满意……智商极高，情商却几乎为零，而长期的"好孩子"面具已经嵌入肉里，拔不出来，融不进去。他们与我相见时，通常年轻、苍白、眼圈发黑、毫无笑容、眼神游离、表情僵硬、声音虚弱、内在充满敌意。

是的，他们的父母也许关系很好，一致目标是把孩子培养成功，也许，孩子本身也没受过什么童年创伤。可是，这个孩子从小被套在要求与期待的牢笼里，他被父母与老师教导：灭掉对手才能"功成名就"，他只被允许享受这种残酷赛场上的"竞争性的快乐"。他的生命被聚焦在排名、分数、学历、学位中。他每天被灌输的也许是考不上好大学便没有好工作，没有好工作便没有钱，没有钱便买不起房子，找不到好伴侣……这样无休止的、充满恐惧与焦虑的唠叨。而这些都是最成功的催眠暗示，深深植入孩子的内心。于是，"好孩子"会配合这些催眠暗示，做出最大限度的牺牲。与自然联结的渴望，对世界的好奇探索，与小伙伴互动的需求，绘画、音乐、舞蹈等天赋才华都被压抑与丧失了。他们的个人成长史里，没有玩泥巴，打水漂，下河游泳，掏鸟窝……最多有关于游乐园某些项目的记忆，且这些游玩，多半是在父母或爷爷奶奶、外公外婆陪伴下进行的。无趣枯燥的童年是他们的主色调，那些刚伸出好奇的手便被喝令制止并且缩回的瞬间，冻结封锁住了他们意欲探索的身心。

在父母、老师的影响下，他们建立起钱、好成绩、好工作比自己生命本身更重要的价值观。他们之中，有人经历过因为没有按时完成作业，强势失控的母亲便把书包从六楼扔到一楼，他含着泪，忍着羞辱，跑下楼，在众街坊邻居的围观中把散了一地的书本纸笔捡回，从此，他不敢再拖欠作业。母亲便把自己的成功教育经验四处传播，每每听见母亲口若悬河、洋洋得意地向别的家长介绍经验，他的心上便又刺下深深的一刀。有人则是经常与父母的冷暴力相遇，任何不如父母意的学习上的表现，都会被父母统一的冷暴力对待。他们会在好几天里不理孩子，不对孩子做任何回应，用这样孩子式的"赌气"默默地告诉孩子：你只有成绩突出，学习专心，才可以得到我们对你的关注与联结。这样的冷暴力给幼小的孩子带来的是绝望，他们唯一可以冲出冰冷重围，满足自己与父母联结渴望的办法，就是自己在学习上的加倍付出。

这样的教育，对孩子而言，更多留下的是内伤。长大后，他们会发现自己一门心思、全力以赴地，只是为了父母的期待而活，在朝向功名利禄的目标中错过了真正的自己。

当父母只将视线窄化、聚焦于孩子的学习时，他们与孩子的联结便越来越趋向头脑的理性互动。对"好孩子"来说，父母真实而温柔的拥抱，专注而安静的抚触，柔声细语的赞美都是奢侈，孩子们必须像打败对手，得胜归来的武士，才可以得到父母的赞扬，才可以在那个时刻被夸奖。竞争式的训练，必然让孩子从小就处于自私的对抗戾气中，这种习气会沿袭到成人。在人际关系，尤其是亲密关系受阻时，他们也许才会有内省反思的机会。他们从小听的是道理，而非可以在身体上留下温暖记忆的可口的饭菜，温柔的抚触，结实的拥抱。

"空心病"案主身心失联的状况非常严重，他们几乎感觉不到身体，不知道自己每天吃的是什么食物，穿的衣服的质地，感觉不到自己的脚与地面接触的瞬间，感觉不到什么时候手机又被拿到了手上，一有空闲，便会用游戏、刷屏等填补自己的时间，因为不想体会那种蚀骨毁心的孤独感……有几位年轻的男性案主靠着每日十几次的手淫（他们说对约会都没兴趣，太麻烦）来与自己的身体连接，他们说，那些高潮时刻，才是兴奋的，否则，每天面对工作或学习时，都是机械式的应对与操作，毫无乐趣。有时，味觉麻木的他们喜欢用浓烈的麻辣味来刺激味蕾，涕泗横流才有感觉。他们说，这样才知道自己还是活着的。

只要他们还懂得"求救"，懂得"找出口"，就还有希望。与这样的案主一起工作，我通常会以正念家排、绘画、音乐、舞动、意象对话等整合表达性艺术的方式，让疗愈在他们的内在润物细无声地发生。非常多的个案都证明：这些"好孩子"一旦被启发出潜藏压抑的天赋才华，便不可遏止地茁壮生长，生命的爆发力惊人，当他们决定真实地活着时，便会经由爱上自己，从而爱上别人，爱上这个世界。

"空心病"并非绝症，甚至，并非病类。它，只是某些人成长蜕变，找到自己生命位置的必经之路。生命本无意义，它是一场体验之旅，如果我们非要给它加上个意义，便又堕入概念之中。活在每一个鲜活的因缘和合的当下，在不确定中保持正念，敞开心，用身体去触碰这个世界，去与其他生命联结，那么，这个世界便有了温度。当我们哀怨地诉说无意义时，眼光通常只盯住了自己，试试看，把你的眼睛移向更多、更大、更广的场域，你会发现，原来生命还有更多精彩有趣的地方可以进入，值得探索。

世上只有一件确定的事：一切都处于变化中，一切的呈现都是因缘聚合，一切的消失都是因缘已散，没有一件可以独立存在的永恒之物。世上并无一件可以被我们控制的事情，它们都是自然生灭的自然现象。在绝对的不确定中相对确定地自由存在，在绝对的不如意中相对如意地生活，成为相对平衡完整的自己，且与自然、社会、人产生和谐而真实的联结。

在不确定的世界里真实地活着，随顺着因缘的变化而动，不费力，无目的，平静地面对一切变化，打破僵固与执着，内在埋藏多年的旺盛生命力才可能迎风绽放，结出果实。

愿所有的"空心病"案主远离身心之苦。

愿他们无敌意，无危险。

愿他们不失去正当所得。

愿他们生活幸福、快乐。

万物皆有裂痕，那是光照进来的地方

案主是一个完美主义者，穿着黑白相间的外套，显得简洁干练。

在自由绘画环节中，她淋漓极致地表现出了完美主义的倾向。自由绘画讲究的是跟随自己当下的感受，任意在画板上涂抹，不讲究逻辑和技巧，但案主力求画面的清晰整洁，看到小瑕疵都忍不住想去除，当发现无法去除时，袭来的挫败感和焦虑感让她如坐针毡。

老师端坐，问她："如果用两个字表达你的议题，你觉得会是哪两个字？"

她低下头，思考片刻，眉头紧锁，吐出一个字："乱。"

随后，乱的代表和案主的代表被请到场上。"乱"一直漫无目的地在场上游荡，似乎在找一片落脚之地，但始终没有找到。案主代表则径直走到房间的墙角处，低着头。每当"乱"主动走近案主代表，案主代表就会迅速移开。最后，案主代表把自己放在墙角处，背对大家，像一根木头桩一样一动不动，"乱"看到此情此景，无奈走开。

老师邀请清晰代表上来，"清晰"一上场，就直勾勾地盯着地面，老师加了个代表，代表刚躺下，"清晰"的目光便锁住躺着的代表，身体向后退，手不由自主地晃动，脸上充满委屈与痛苦。这时，案主代表被吸引过来，蹲在椅子后面，死死盯住躺在地上的代表，脸上的表情充满了担忧。但她不一会儿又离开了，再次回到角落里。

"乱"持续在场域里游走，无人看见和理会。最后她停下来，盯着躺在地上的代表。此刻，三位代表虽然身处房间的不同角落，但目光都汇聚在躺着的代表身上，没有人向前移动。空气在这一刻凝固住了，时间也似乎忘记了前行。

窗外的鸟叫声与溪流声阵阵传来，显得房间里更加安静。很明显，一个移动正在等待发生，但场上的所有人都无法移动。

这样的沉默持续了一阵，案主代表看了看"清晰"，主动走向"清晰"，希望与"清晰"并排站在一起。"清晰"向后退了几步，像受了委屈的小孩子一样，用饱含热泪的双眼继续远远地望着地上躺着的代表，但没有意愿靠近。

移动发生前，老师把案主本人换了上来。毕竟，生命的课题还需要自己勇敢去面对。

案主看着躺在地上的代表，走上前鞠了一躬，对她说："我接受你的离开。"她重复了三遍"我接受"后，泣不成声。

臣服的力量从内心生发出来，身体变得不那么僵硬、抗拒，声音也变得柔和。

当案主起身后，转身一百八十度，让过去的事情成为过往，决意走向全新的人生。停顿半刻，案主深吸一口气，毫不犹豫地向前迈动双腿，整个人变得轻盈，步伐亦愈发坚定。老师问："现在感觉如何？"案主点头表示感觉很好，很清晰，已经能接受逝者已离开的事实，感觉非常轻松，只是胸口还会有一点乱的感觉。而"乱"因为一直没有被看见，没有被好好地接纳，感觉到无力。老师引导案主去面对"乱"："我接受你，你是我的一部分。谢谢你陪伴我那么久。以后你要回来的话，我欢迎你，你要走，我会送你。""乱"听到这些话之后，感觉终于被看见，被接纳，轻轻地舒了口气，放松了许多。

案主再次挺胸抬头，在教室里安然踱步，和之前简直判若两人。之前，因为无法面对和接受生命里发生的变故，她整个人的状态很低沉，内心也感觉很混乱，等她终于有勇气来到系统排列场域里，接纳过去发生的事情，内在臣服的力量被激发了出来，真正做到看见和接纳，内心也因此变得更加清晰和宁静。老师说，当你越能够面对混乱，越能够接纳混乱，越能够感谢混乱的时候，那么内在的混乱就会越来越少。

《道德经》曰：天下皆知美之为美，斯恶已；皆知善之为善，斯不善已。故有无相生，难易相成，长短相形，高下相倾，音声相和，前后相随。世界万事万物相互依存，诚如没有"短，下，声，后"，就不会有"长，高，音，前"的产生。没有混乱，也就没有清晰。只有带着臣服的心态，坦然面对混乱，才有可能清晰把握我们的人生。

生命本是一件完美的礼物，让我们好好享用。即便在人类看来生命的华盖上有一丝裂痕，那也是光照进来的地方。

❧ 杨力虹老师点评：

完美主义者是不允许自己犯错的。对自己越严苛、越挑剔、越自责，内在就会有越多的冲突、对抗、拒绝发生，而乱，只是无所适从、不知所措的真实自己。

当一些未完成的事件被完成，一些排斥的面向被重新接纳、融入、整合，内在的"乱"就会朝向"清晰"移动。

感谢"乱"推动案主来到排列场域，看见真相，内在整合，朝向未来，活出全新的自己。我们带着对生命的全然尊重，不必去追查案主家族的历史事件，也不必去彻查逝者是谁。场域里的移动，都会撼动案主的内在，改变自然会发生。

祝福案主及其家族！

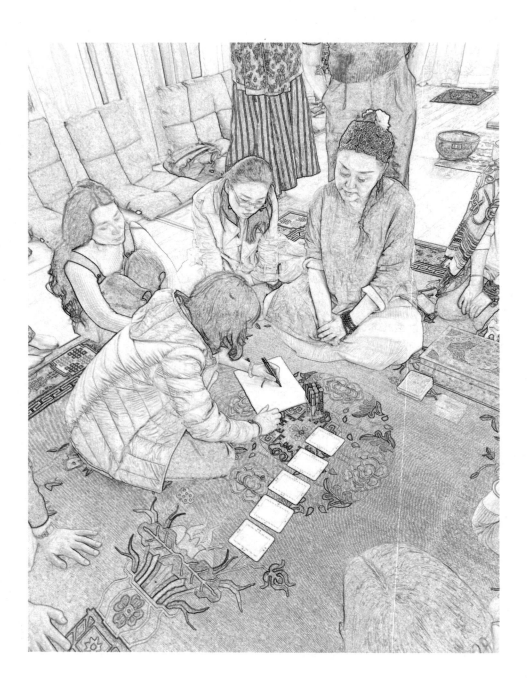

与父母和解

我不是你妈妈

我不是你妈妈。

真的不是。

尽管你总是称我为"妈妈"。或者，在心里、梦里，你上百次地喊我"妈妈"。你感觉我比你妈妈更优秀，更能干，更完美，更……

我只是一名整合疗愈师，或者，什么都不是，只是，你此生注定要遇见的一个人。

当你对亲生母亲不太满意、心生怨怼时，我出现了，是你眼中更完美、更高大、更理想的母亲。可是，请你看看，我真的只是杨力虹，一个工作坊带领者，一个整合疗愈师。一个把你推回到亲生父母和家族祖先面前的人。一个让你重归其位，勇敢为自己命运负责的人。一个让你对生命充满感恩与臣服的人。

你只有一个妈妈，她独一无二，对你来说，她是最恰当的。也许，她已经尽她所能，给了你她仅有的。即使只有生命，这也已经足够。因为生命，是她给你最宝贵的礼物。

我在这里所做的一切，只是为了让你回到妈妈的身边，不抱怨，不评判，不指责，只是说"是的"，只是允许一切如是。接受生命这份宝贵的礼物，然后，成为自己成为爱。全世界，没有另一个人比她更适合、更恰当，她就是你的母亲。

如果你一直生活在受害者的深渊里自得其乐，一直用索要、期待维生，一直把希望都寄托在别人身上，那么，你永远需要一位"比较好"的拯救者。而所谓的拯救者，许多时候是由藏起了牙齿的吸血鬼假扮的，他们靠吞噬别人的痛苦为生，他们的身后经常站着的是他们需要"被拯救"的亲生母亲，即使，他们中有些人还拥有金光闪闪的"治疗师"身份。你会发现，他们越帮，你越无力。他们越说教，你的自责模式启动得越彻底，自毁模式也不由自主地飞速转动开来。

如果你愿意从"受害者"角色里出离，那我愿意在你的身后，陪伴、支持你，让你找回自己本自具足的力量，寻回为生命负责的勇气，改写重复得已经快吐的人生剧本，让内在和平发生，生命如花盛放，在种种关系里成长。

全世界，唯一可以拯救你的，只有你自己。

最优秀、最适合你的疗愈师，也是你自己。

在心里，你要永远为亲生母亲留一个位置，那是她作为亲生母亲的位置。同时，带着尊重与恭敬，向母亲深深鞠躬，说一声谢谢！

我不是你妈妈，请你看清楚。

我也很清楚，我不是你妈妈。我只是愿意陪伴、支持你找回自己，重归其位的整合疗愈师。

如果我享受你这声"妈妈"，那我会很惨，我会跌入一个依赖关系的病态陷阱里。因为，在潜意识深处，你一定会不断制造出证明：你不是我妈，我亲妈才是全世界最好的。

我才不会上当呢，亲爱的。我也不会去替你还债。

我只是你在这个生命阶段，注定会遇见的那个人。

我们遇见的，是彼此内在的灵性。我陪你走上的是那条通往内在和平的道路。

收回你那支射向"假妈"的箭吧。

今生今世，全世界，只有一个人是你妈妈，独一无二，恰如其分。

祝福你，成为自己成为爱！

每个母亲，都是最恰当的

　　某次工作坊，当我让一位抗拒母亲的事业女强人试着走向母亲的代表，她一站在自己的位置上，立即说：我不想走近她。

　　这个心结不解开，她跟母亲无法重新连接，会一直在原地打转。她以为经过了这些年，自己尝试了无数段"新"感情和"新"关系，其实，那都是过去的无限次重复。她，还站在原地。

　　全然接受我们的母亲。尽管她不完美。

　　没有母亲，就没有事业，没有金钱，没有亲密关系……我们会得上奇怪的病症，甚至患上癌症（海灵格老师在马来西亚的个案示例课程中，我们看得非常清楚，当那个癌症女病患高昂着头，不愿向自己的母亲说"是的，我接受"时……），听起来夸张，事实上在系统排列里有无数例证。在国内，我也见过好几位乳腺癌患者，都无一例外地和自己的母亲关系疏离，无法全然接受母亲。

　　有谁比我们的父母更伟大？

　　在传承生命这件事上，他们每件事都做对了，他们是完美的，他们付出了全部代价生下了我们。

　　我们因为拒绝全然接受他们，会试着去追寻所谓的"开悟""自我实现"……不过是寻找理想父亲或完美母亲的替代性行为。我们一旦拒绝了父母，我们就同时拒绝了自己。

　　让我们带着爱，对父母说：我全然如是地接受你们送给我的礼物——生命。

　　当我们以父母本来的样子接受他们，与他们进入深深的联结里，我们的心灵就会豁然开朗。

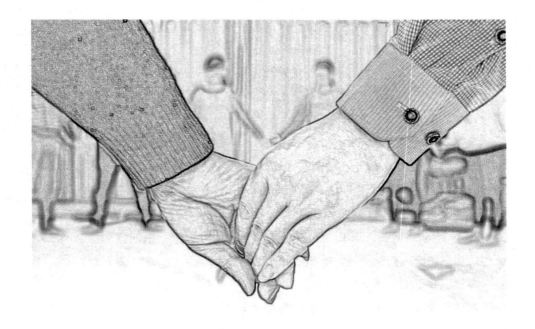

妈妈，既然不爱，为什么选择生下我？

老师问身边的男士："你的议题是什么？"

男士沉默，缓缓说道："昨天在画生命树的时候，我发现，我生命的链条缺少了什么，答案是母亲。我初二的时候，爸爸妈妈就离婚了，这么多年妈妈都没来找过我，初中，我寄宿在老师家里，高中的时候寄宿，一个人在学校，妈妈如果想来看我的话，挺方便的，但她没有。他们都已经再婚，但没有再生孩子。因为发生的那些事情，她伤害了我，但我对她没有恨，只有忽视，99%的忽视，还有1%的惦记在心里。"

"那你做完个案想把这1%变成多少呢？"老师问。"还是保留1%吧，这样我可以正视她，改变这无力的感觉。"男士沉重地回复。

场域里，妈妈和儿子的代表远远站着，对望，妈妈的眼神有些疏远和冷淡。儿子后退了几步，妈妈转身，走到了窗户边，背对着儿子。看着妈妈的后背，儿子慢慢地，带着试探，小心翼翼地靠近妈妈。妈妈负气地走到了另一边，对儿子说："你不要过来呀！"

孩子委屈、受伤地看着妈妈，妈妈说："不想他靠近。"

"为什么？妈妈，为什么不要我？"儿子伤心地流泪，"别人都有妈妈，我没有！"妈妈对儿子的痛苦与委屈无动于衷。她不断地躲闪着儿子的靠近："你不要再过来！"

"我好想妈妈！"儿子哭着要去拉妈妈的手，却被妈妈无情地甩开，妈妈拒绝接近儿子。

外公外婆的代表被邀请上来，他们站在了妈妈的背后。儿子终于拉起妈妈的手，乞求的眼神里充满着对妈妈的渴望，希望得到妈妈的爱。

"不要这样，你松手。"妈妈用力挣脱儿子紧抓的手。儿子拉着妈妈，跪了下来，诚惶诚恐，忧伤地说："我错了吗？"孩子因为得不到母亲的爱，就认为自己做错了。"我错了，是我错了，行吗？"妈妈带着孩子气的负气。

外公外婆在一边看得很着急。"可想她去爱一下这个孩子了。"外婆对外孙充满了心疼。

姐姐的代表上来了，她是家里的另一个孩子。她站在弟弟的身边看着妈妈，同样，妈妈对她也没有关注和爱。她挣脱了场上的所有人，转身走了。

"你不要我，为什么还生下我？"儿子的哭腔里有着满满的委屈，妈妈沉默不语。妈妈感觉自己才十五岁，还没长大，她给不出妈妈般的爱。

外婆很疼爱这个男孩子，一直站在他的背后，陪伴他，支持他，代替他的妈妈爱他。

儿子绝望地趴在地上，默默流泪，外婆和姐姐也走过来默默地陪着他坐在地上流泪，外婆抚摸着他的背，希望能给他安慰。

爸爸的代表被邀请上来后，他关注着儿子，蹲了下来，一旁的妈妈见此情景，立马上来制止，不让他碰孩子，爸爸生气地把她推开。"你离他远点！"妈妈朝爸爸喊。"那你离他近点呀！"两位争吵着，拉扯着。躺在地上的儿子伤心地说："你们都走！"

儿子觉得父母间的纠缠跟他没有关系，感觉旁边要是再躺一个人，他会觉得更舒服。一位代表上来躺在了他的身边，儿子感觉到舒服和安全。"妈妈不要我也没有关系了。"他被这个逝去的人深深牵引。

"在你的生命里，哪个亲人的逝世，对你有比较大的影响？"老师问案主。"爷爷，他在我六岁的时候就去世了。"案主黯然神伤。

妈妈又走过来，推开坐在儿子身边的爸爸。"你想干啥？！"爸爸发怒一跃而起。"我就不想让你好过！"妈妈对爸爸满心的愤懑，爸爸气得掩面发抖，努力地控制着情绪。

儿子紧紧拉着爷爷的手，一心想追随爷爷。老师问："你想活下去，还是想跟随爷爷离开呢？""想跟着爷爷。"

妈妈一直活在对爸爸的愤怒里，不时过来拉扯爸爸，不让他碰孩子，外婆忍无可忍呵斥女儿："去去，你去到那边去。"妈妈仍旧不依不饶，和爸爸争吵着，推搡着。

老师让案主上来，站到自己的位置上。案主带着愤怒把站在身边的外婆推开，外婆全身心地关注这个孩子，舍不得离开，几次被强行推开，又回来。

妈妈和外公也过来拉外婆，不让她过去。"你回来呀，跟你有什么关系？"妈妈生气地对外婆说。外婆流着泪，眼巴巴地看着孩子。"我以后再也不上你们家了，都是你女儿的错，你反而把责任推到我的身上，怪罪于我。"案主愤愤地指责外婆。"可我是爱你的。"外婆泪流满面，伤心地说。妈妈过来要把外婆拉走，外婆拍打着她的手，哭着说："就是你的错，你什么时候才知道认错啊你？""就是我的错，我错了行吧？"妈妈一边说，一边硬是把外婆拉到了一旁。

奶奶的代表也被邀请上来。

爷爷、奶奶、爸爸、姐姐和案主，他们紧紧地围在一起，妈妈和外公外婆在一起。这是两个阵营分明的家庭，全家人都对妈妈生气，不想看到她。

老师引导案主跪下来，带着友善看向妈妈："我的生命是你给的，你是我的妈妈，你跟爸爸之间的事跟我无关，我只能做你的儿子。"妈妈仇视全家人，包括孩子，因为他们与父亲家族是同一个阵营的人。

"妈妈，我理解你的局限，也尊重你的命运，感谢你生下了我，这就足够了。"当听到儿子这么说的时候，母亲麻木、冷漠、被仇恨冰封住的心被深深触动了，情绪终于崩溃，母亲痛哭："对不起，对不起！"母亲哭得伤心欲绝，被悔恨咬噬！

"现在，我把属于你们的命运交还给你们。我相信你们可以承担属于自己的命运！"儿子说道。

母亲痛苦得不可抑制，她伸手，试图想要去触碰一下儿子，又收了回去。她痛哭着，转身走到了远处，背对着他们。外公外婆紧随在身边，安慰着她。

看到妈妈的痛苦，儿子感觉到不忍！

"你是我妈妈，我在心里为你留一个位置，也许这个位置可以放大一些，谢谢你生下我。"妈妈渐渐地停止了哭泣，依然觉得愧疚！

"我的身上流着你的血，我接受这一部分，我是你的孩子。"止住眼泪的妈妈，抬眼看见了站在儿子身边的父亲，再一次勾起了愤恨："你走开！都是你爸的错！"

"你们的事跟我无关，我只能做你们的儿子，我不是你们中间的法官！"

妈妈委屈地说："你为什么就不能理解我呢？"

"妈妈，我把属于你的命运交还给你，我有我自己的命运需要去承担，请你理解我！"

"现在。试试看，转身，妈妈在你的身后。"老师引导案主。案主转过身，他长长地吐了一口气，感觉后背有一股能量在推动自己。

"现在，试试看，松开爷爷、奶奶、爸爸的手，我已经三十三岁了，我是个成年男人！"

爸爸感觉松不开儿子的手，他们之间的连接非常紧密。儿子也深深牵挂担忧着爸爸，无法放开爸爸的手，迈向自己的生活。老师让案主在此状态下，觉察自己的身心状态，案主感觉很沉重、无力。

"当你往前迈一步时，时间会来到两年后，感觉一下两年后的自己，身心有什么变化？""感觉到了从未有过的轻松、有力。""非常好，家人们并没有离开，他们都在你的身后支持着你，我不确定你身体的哪个部分最先发热，我确定的是，这些热量会源源不断地激活你身上的每一个细胞，让它们重新充满激情与健康，活力四射。你会觉得每一天都非常美好，有那么多的爱与喜悦，并想去帮助周围需要帮助的人。谢谢你的亲人，是因为他们给予的生命，才让你有了服务别人的可能性。"老师继续引领着。案主说："谢谢你们给予的生命，我会好好地活下去，在我活着的时间里，去帮助更多需要帮助的人，等我的时间到了，我一定可以再见到我的爷爷！"

"再一次感觉自己，现在的身心状态是怎样的？"

"嗯，春风拂面的感觉！越来越有力量！"放下了不属于自己的担子，让案主如释重负，终于可以打开身心，感受美好，迎接全新的未来！

老师微笑着说："很美好的感觉，好好看看这个新世界。"

个案结束。

❧ 杨力虹老师点评：

毋庸置疑，好多父母都没做过岗前培训，内在还处于一个未成年的状态，就仓促匆忙地成了父母。

世间并无完美的父母，单从传承生命这一点上，他们就已经是值得被尊重的优先位置上的人了。理解父母的局限，接受他们本来的样子，说起来很容易，行起来比较难。当我们还在问"为什么"时，就说明还卡在受害者的位置上，没有移动。因为我们的内在成熟度越高，接纳、臣服、尊重就越容易。也许，父母并没改变，只是，长大后的我们可以改变自己看待父母的眼光、角度，还有，心。

可喜的是，系统排列个案对案主与父母的和解有正向、深刻的作用，案主的生命状态对其父母也有反向的影响作用。

接受来自父母的生命，其余他们没能给我们的部分，我们自己去创造。这是我们作为孩子，可以做到的。与其在原地指责、抱怨、愤怒、评判，还不如，移动，朝向父母，联结。然后，转身，朝向自己的人生与未来。

祝福案主及其父母、家族！

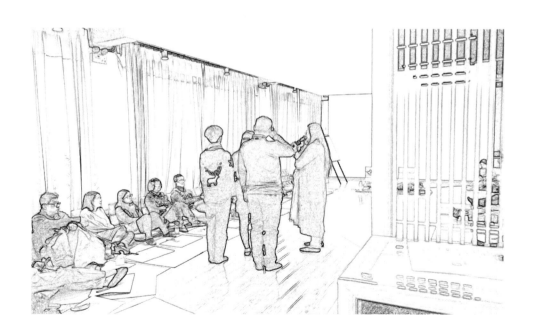

父母恩爱与否不由你来判断

老师问坐在身边的案主："你有什么议题？"

"与父母、先生联结得太紧了，让我很沉重。"

老师让她邀请父母的代表、先生的代表和自己的代表上场。

一进入场域，案主的代表就紧紧跟随着爸爸，满脸的挑衅与愤怒。父母走到哪儿，她就跟到哪儿，她的伴侣也紧紧跟随她，默不作声，满脸的包容。爸爸生气地问："你想干什么？这是你的位置吗？你给我站住！"父亲对女儿的干涉与挑战不耐烦地训斥着，女儿仰着脸，倔强地顶嘴："不！我偏不！"妈妈在一旁息事宁人，示意她不要针对父亲，又安抚生气的丈夫，她不希望他们两个人有冲突。

对于女儿的愤怒，父亲更生气："你有什么资格愤怒？你愤怒什么？"

"我就看不惯你这样子！看着你这样子，我就不舒服，你管过我妈妈吗？！"女儿愤怒地质问道。

"你以为我不爱你妈妈吗？"爸爸反问她。

"你少拿我妈妈说事，我就奇怪了，看你这副鬼样子，我妈怎么就跟你过了一辈子？"女儿愤愤不平地要把妈妈拉走。爸爸气冲冲地踢了她一脚："你是谁养大的？你这是跟谁说话呢？你自己活得明白不？这跟你没关系，你明白不？你把自己过好了！你妈的事不用你操心！""我偏不！"女儿任性地拧着脖子，像一只倔强好斗的小公鸡，她要为妈妈打抱不平。

父女俩互相推搡着，争吵着，硝烟弥漫，妈妈在一旁既焦急又无奈，左劝右劝，试图平复这场战争。爸爸一把拉过妈妈，把她拉到身后。女儿过来争夺妈妈，爸爸一巴掌拍在她的手上，大声说："你有什么资格抢我的媳妇？你有病啊？求求你了行不？"爸爸气极，却也无可奈何。

"你以为我不爱你妈？"爸爸又提脚踹她，"你看看身后好不？"爸爸忍无可忍，女儿全部身心只关注着父母，对一直紧随着她的先生始终没看过一眼。爸爸拥着妈妈，想让女儿意识到，他们其实很恩爱。

案主自己上来，替换代表，之后让自己变小，以孩子的身份去看向父母。

案主不愿接受他们的相处方式，在她心里，妈妈一直很可怜，每天都活在争吵中，从没得到过爱，她要拯救妈妈！

"我不喜欢你们的相处方式。"她掩面痛哭了起来，"真讨厌！！"孩子气的固执和责怪，让人不禁莞尔。

"妈妈感觉一下，你爱这个男人吗？"老师问。"很爱。"妈妈十分肯定地回答。

"所以真相是她透过一个孩子的眼光去看待父母，所看见的其实跟事实并不相符，仅仅是一个孩子的主观判断。"案主抬起头，看着妈妈，对父母其实很相爱这事，满脸的不信任和不放心。看着女儿不服气的样子，爸爸揶揄："我不是你爸，你是我爸，我得把你这祖宗打扮打扮供起来！"

"在你心里，你觉得你比爸爸大吗？""是的。"女儿如实回答，引来同学们一阵会心的笑声。是啊，爸爸妈妈的小法官、救火队员、管家婆，几乎每个人都曾不知不觉中陷入这些角色。

刚刚还生气的爸爸牵着妈妈过来摸着女儿的头发，既宠溺又无奈，老师引导女儿向父亲说："作为女儿，爸爸，我想对你说，我爱你，以一个女儿的方式爱你。"看到爸爸妈妈恩爱地拥抱在一起，女儿哭着说："这是你们选择的相处方式，我尊重，你们是大的，我是小的。"爸爸对女儿说："妈妈才是我的伴侣，你只能是我的女儿，妈妈是最适合我的女人，你要的爱我这里没有，爸爸只能以爸爸的方式爱你。"

完成这部分和解，案主感觉自己轻松了许多，放下了心中的执着，对爸爸的愤怒也慢慢消退！爸爸妈妈在一边又深情拥抱了起来。

看着父亲，案主突然涌起一阵愧疚，这么多年，她从没有真正看见过父亲，理解过他，一直不屑于与他沟通，每次交流都会以刺伤爸爸作为结束。"对不起，爸爸！"悔恨而真诚的眼泪总是让人动容。

老师引导案主面向爸爸妈妈代表，做一个身体的连接，感受生命能量的传递，在完全的臣服中，接纳、尊重、理解。"感谢你们给我的生命，这是最宝贵的，我接受！你们是最恰当的父母！谢谢你们！"

案主完成和解后，一转身，抬眼看见了一直跟随、不离不弃的先生代表。一阵悲伤袭来，案主扭过头，哽咽着，不想靠近他。

"你感觉他不是你的理想伴侣吗？"

"他的爱让我沉重。"

"你想离开他吗？"

"不知道。"案主茫然无助地哭泣着。

一位理想伴侣的代表被邀请上来。"你可以用身体感觉一下，为自己找一个位置。"老师对理想伴侣的代表说。理想伴侣一上来，就径直走到先生的背后。"我不想要，我两个都不想要。"案主掩面痛哭。爸爸过来把她的手交给女婿。先生看着她说："感觉她像个孩子。"他像父亲一样爱她，包容她的一切，这是他们彼此的选择。

"就连一句对不起，你也不说吗？"案主幽怨地逼问先生，先生则沉默，认为自己根本没错。得不到回应，案主生气，想转身离开。

这是一个复杂的家庭，先生曾经离异，他和前妻有一个孩子，这个孩子与前妻的存在，对她是一种极大的考验，让她时时活在压力、冲突和不安全中，沉重得让她无法负荷，经常生出离开的心。当先生的前妻代表和孩子代表被加入场域，老师引导案主做这样的和解："谢谢你的离开，让我有了今天的这个位置。"她真诚地向前妻鞠躬，感谢，瞬间感觉到了轻松！

老师引导她转向丈夫与前妻的孩子："我不是你妈妈，我只是你爸爸的伴侣，我尊重你。"复杂的情绪涌动，她感觉到愧疚，哭着说："我只能以阿姨的身份去爱你，谢谢你理解我的局限。"真诚和善意在流淌，理解和爱在生起，前妻和孩子都感觉挺好。"现在试试看，你们能不能把位置让出来给她？"前妻代表和孩子代表都表示可以，先生代表轻松地走到案主的身边，他们彼此都感觉到舒服和愉快。

个案结束。

❧ 杨力虹老师点评：

这样的场景在我们的生活中经常会看见。充满了爱（盲目的）的小法官忙着安排父母，一直用孩子的眼睛看见"（童年时）我心里的父母"，他们只看见了父母白天明火执仗的争吵，却不曾看见夜晚的父母，那些恩爱缠绵、你侬我侬的互动瞬间。执着并强化我们自己的头脑认知，往往与事实真相有很大偏差。把父母的一切交还给父母，回到自己孩子的位置，家庭才有可能太平。

对再婚家庭而言，彼此对于前任及其孩子的态度非常重要。如果无法接受对方的过去，尊重之前的存在，就不能发展新的亲密关系。只有真心的接纳、臣服、尊重，才能冰释前嫌，和解才能发生！不要执着于"我应该是他第一重要的人"，按照序位去爱，关系会更顺畅，更美好。

祝福案主及其全家，愿你们各归其位，幸福快乐！

爸爸妈妈，我救不了你们

案主是一位三十岁左右的女性，长相甜美，性格开朗热情。

她的议题是爸妈的关系。"爸爸是个暴脾气，会打人。虽然不是故意的，但是让人好害怕。妈妈曾经堕掉过五个孩子，我是家里的老大，唯一一个活下来的孩子。父母关系好的时候很甜蜜，像谈恋爱一样，但关系不好的时候吵得很厉害，从小听过最难听的话，都是从爸妈的嘴里说出来的。因为目睹太多次父母的吵架场景，小的时候常常害怕不敢回家，并且伴随多年的哮喘。长大之后遇到自己喜欢的人，不管是男人还是女人，都无法主动靠近，时时刻刻充满了恐惧与担心。两年前，我前夫出轨，我再一次感受到了被抛弃、被拒绝的痛苦。我还有一个非常喜欢和欣赏的叔叔，叔叔很帅气很有才华，但叔叔在他四十二岁的时候，在家里自杀。到现在为止，我都无法接受叔叔离开的这个事实。表面上我是一个很容易开心很容易满足的人，但不知为何内心却充满了愤怒、悲伤和恐惧。"

案主一口气说完家族的故事，低下头，脸上的神情很是忧伤。老师说："这些都不属于你，是你已经固化在头脑里的故事。把你的爸爸妈妈代表请上来吧。"

妈妈一上来就主动靠近女儿，女儿有意躲避，站到了爸爸的右侧。爸爸无动于衷，眼神一直盯着地面。老师加入一个代表，平躺在爸爸盯着的方向。对妈妈和女儿来说，躺着的代表似乎是一种威胁，两人快速远离，只有爸爸纹丝不动。女儿被一种力量牵引着一直往后退，妈妈有意靠近女儿，但是女儿只要看见妈妈就飞快地逃开。爸爸一直盯着躺着的代表，慢慢地向前靠近。女儿躲在爸爸的背后打转，表情很无奈也很无助，看见爸爸表情麻木，一步步靠近躺着的代表，女儿似乎就要哭出来了。

这时候，老师请妈妈堕掉的五个孩子的代表上场，坐在妈妈的面前。妈妈看见这五个孩子的代表后，离开现场，躲在角落里背对着大家。看到这一幕，女儿双手无力地搭在双腿上，她慌乱地游走在爸爸和五个兄弟姐妹之间，找不到可以停下的位置，她带着哭腔说："怎么办哪？我不知道该怎么办！"女儿感觉很无力，在场域上走来走去，心力交瘁，但也无计可施。最后她停下来，站在爸爸的左侧，紧紧扯着爸爸的胳膊。

爸爸感觉右腿没有力气，后背发凉。女儿感觉靠近爸爸之后虽然比较舒服，但是只有扶住爸爸才能站得住，很想躺下。妈妈感觉后脑勺很疼痛。几个堕掉的孩子的代表坐在地上，有两个孩子的代表表示想要跟随妈妈而去，剩下三个孩子的代表表示，远远看着妈妈就好。

随后，父亲家族命运的代表被请了上来，家族命运的代表看到躺在地上的人，双手遮住脸，不想去看见，来回徘徊，时时叹息，并且感觉右手酸痛，后背发凉。

爸爸看到家族命运的代表，站立的右腿不自觉地开始弯曲。他用右手抚摸着大腿的根部，用力撑住不让自己倒下，脸上一副生无可恋的表情。女儿看见场上的家族代表，只觉阴冷。

老师引导女儿跪在父亲家族命运代表的面前："我接受，我也是你们的一分子。我不去追究这个家族曾经发生过什么，我没有这个权利。我会继续发扬家族好的传承，我也会多做好事来荣耀这个家族。"说完，女儿感觉没有那么冷了，但是双手一直不停颤抖。老师继续引导。"有些部分可能我还不是很理解。"当女儿说到这里的时候，声音有些哽咽。爸爸蹲下来，双手掩面，内心也被触动。"我接受。"当女儿说出这句话时，爸爸躺在地上，已经全然没有任何力气，遮住了脸，看不到任何表情。

老师引导女儿去看妈妈和五个堕掉的孩子的代表。女儿瞟了一眼，眼神立刻回到躺着的爸爸身上。她看见爸爸躺在地上，再也无法抑制内心的痛苦，扭过头去，失声痛哭："爸爸那么活泼开朗，还有那么多爱好和朋友，怎么会这样躺在这里呢？"爸爸躺在地上，用双手捂住眼睛，对这一切都很漠然。女儿再一次崩溃了，扭过身子，背对着爸爸抹泪："你有那么多爱好，你唱歌，你跳舞，你买小玩意儿，你放音乐。你那么开心，怎么会这样？！"连续的发问，没有得到任何回复，女儿有些丧气，然后用孩子般置气的声音说："那你就躺着吧！"

老师引导女儿对爸爸说："你是大的，我是小的。你可以做任何你想做的选择，我尊重你。"当女儿说到"选择"这两个字的时候，如鲠在喉，最终还是用力吐出了这两个字。爸爸听完感觉挺舒服的，只是有些不舍得。

女儿似乎生出一些勇气，躺在爸爸的左边，把头靠向爸爸，爸爸顺势把胳膊伸出来搂住她。女儿身体蜷成一团，内在充满对死亡的恐惧和对爸爸的不舍，号啕大哭起来……

当她平静后再次去感觉，躺在爸爸身边的时候，她感觉到爸爸并没有死亡的恐惧，而是很坦然。

女儿脸上的表情放松了很多，逐渐理解了爸爸做的决定，也能够真正去尊重爸爸。她甚至感觉到，其实死亡没有她想象得那么恐怖，反而感觉有些出乎意料的舒服，舒服到让她笑出声音来。

此刻，爸爸少了很多愧疚，但他希望，女儿能在自己右边。听到爸爸的需求，女儿提出来要去爸爸的右边躺一躺。女儿安静地趴在爸爸的怀里，像是睡着了。家族命运的代表看到这些，右手边的疼痛感少了一些。

过了一会儿，女儿慢慢坐起来，环视整个场域，爸爸代表躺在地上，妈妈和堕掉的孩子代表在不远处环坐着，低头不语。

在女儿眼里，家族亲人似乎过得都不是很顺利。爷爷很早就和奶奶分居，奶奶一个人辛苦地把孩子们拉扯大，六十岁就去世了。叔叔婶婶纷纷出轨，婚姻破裂。爸爸妈妈打了一辈子，吵了一辈子，似乎没有任何幸福可言。在女儿眼里，全家人过得都很不幸。

"那是你以为的。"老师一语道破。

女儿活在她认为的世界里，马不停蹄地想去拯救这个，拯救那个，唯独没有看到自己，没有找到属于自己的位置。所有的悲伤、愤怒和恐惧，皆是承担了原不属于自己的命运。

自始至终，女儿一直关注着爸爸和父亲家族的命运，没有把精力放在妈妈和女性家族命运上。此刻的妈妈感觉在现场和女儿没有任何连接。老师问妈妈："准备好去面对你堕掉的五个孩子吗？"妈妈点点头。老师引导妈妈与被堕胎的孩子们的代表和解。

女儿看到这里，内心发生了变化。

女儿跪在父亲家族命运代表面前："我是这个家里的一分子，我尊重你们，我尊重这个家族所发生的一切。我在心里给每个人留一个位置。"

当说完这些话的时候，女儿表情释然，她缓缓站起来，再次用全新的视野看待场上的一切，她发现，她不想再冲进妈妈那边或者是爸爸这边，开始有了一些自己的空间。

"我有50%来自父亲和父亲家族，我还有50%来自母亲和母亲家族。"案主第一次感觉到自身的完整，一直以来，她过度关注父亲家族的命运，忽视了母亲和女性家族。当她在父亲家族这里得到和解之后，才有机会看向妈妈和女性家族。当看见妈妈愿意承担自己的命运，愿意面对堕掉的孩子，她才可以走向母亲，寻找真正属于自己的位置。

老师继续引导她："我身上的女性能量来自妈妈和妈妈的家族。"说着，女儿走向妈妈这一边。"这个世界上有我的一个位置。"老师引导她去找到那个位置，她走到妈妈和五个孩子的代表围成的圆圈里面，坐在妈妈的右边，妈妈感觉很开心很荣幸。爸爸感觉很不舒服。这时候，女儿又尝试走向妈妈的左边，能够更加亲密地和妈妈连接，堕掉的五个孩子代表表示能接受，这是家里最大的孩子的位置。爸爸和父亲家族命运的代表也表示能够接受。

个案结束。

❧ 杨力虹老师点评：

在宏大的家族命运面前，作为孩子，我们太小了，无力承担，所以卷入父母命运中的"小拯救者"从来不会成功，且会付出相应的代价。作为家族里的后代，作为父母的孩子，我们唯一能做的是：成为自己，承担属于自己的命运。

当然，源于爱，我们会冲上去救父母，比如，如果妈妈不去面对堕掉的孩子，活下来的孩子就会被吸引过去，代替妈妈去面对。比如，父亲被死亡动力拉扯，孩子就会无条件地由行动说出"我愿为你而去"。

各归其位，各负其责，觉醒之爱才会归来。

祝福案主及其家族。

三角关系的背后

　　案主是一个年轻的未婚女孩，正在经历一段纠结的三角亲密关系，不知如何选择，何去何从。

　　两个男朋友的代表，一上场就各自背向女孩，以逃离的方式迅速远远躲开，只剩女孩既孤单又失落地留在原地，望着他们的背影。这个呈现，意外得让她不知所措，尴尬和落寞都印在脸上，像个无辜的孩子。恐慌让她下意识地抓住其中一个男朋友，任他百般不情愿也不放手，唯有如此才能稍缓心慌。她抓着眼前人，却又眼巴巴地看着走得远远的另一位，更为心仪的他对此没有任何回应。远远的距离，有着令人心灰意冷的冰凉。她被这种挫败感击败，放弃了对男友的抓取，只能既无奈又无助地看着他们。

　　老师加上一个代表，代表她自己的亲生父亲。这是一个与自己父亲没有联结的女儿。父亲的代表被请上来后，女孩从孩子的位置看向爸爸。老师轻声引导她叫爸爸，女孩尴尬地笑着说，叫不出来，因为她从出生到现在，不知道有爸爸，没有叫过爸爸，也不知道爸爸是谁，这个词对她太陌生了。在一个完全没有爸爸参与与记忆的成长过程中，不知她经历了怎样的艰辛与曲折，那巨大的空缺是她无尽的无力与绝望。女孩迟疑着，尝试着，努力着，却始终无法叫出声，"爸爸"这个称呼，她太陌生了，她只能尴尬地笑着掉下眼泪，不时地望向老师，寻求四周同学们的支持。我们都习以为常，再熟悉不过的称呼，对于成年后的她，却是这么艰难。就像教一个牙牙学语的孩子，老师极具耐心地引导着她发音，示范口型，很长一段时间，全场同学陪着她一起练习这个发音，直至她终于能叫出"爸爸"。所有人陪着她流泪，感受这份被推迟了二十几年的称呼带来的心酸、心痛与欢欣。

"承认自己是有爸爸的孩子，孩子才能找回生命的完整。无法与爸爸联结的女儿，将无法有成功的亲密关系，找到的关系都不过是爸爸的替代品。"老师说。

案主与父亲完成和解后，刚才躲得远远的，唯恐避之不及的，她心仪的那个男朋友代表已主动过来，陪伴着她，支持着她。而此时，男友才不用代替她父亲的身份，只是她的男友，成功的亲密关系才能建立。

祝福这个勇敢的生命！

❧ 杨力虹老师点评：

亲密关系的困难只是表象，与父母及其家族联结障碍或者中断才是真正的原因所在。表面是对两个男友的选择问题，根源却是与自己亲生父亲的"失联"，只有在与父亲的和解完成后，案主才有可能走向亲密关系，亲密关系才会和谐。因为，男方不用再背负着案主对父亲的投射与期待进入关系。

和解过程是艰难的，案主每次张嘴，却都发不出声，嗫嚅着，无法完成这个简单音节的表达。于是，我引导大家一起唱出"baba"这个音，在音声中，她的紧张、焦虑、恐惧与防备完全放下，终于，数分钟后，发出了这个音，与父亲终于联结、和解，而心仪的那位男友代表主动回到她身边，陪伴她。

个案中，无数次，案主带着绝望、无助、无奈的眼神看向我，希望我快点中断这个个案，可是，我并没有放弃，当下的直觉告诉我，这一声"爸爸"，值得等待，值得陪伴，值得支持。

工作坊结束后，案主主动找到我，说希望陪着自己的妈妈来上我的工作坊。

是啊，每个家族都有个勇敢者，先移动，其他相关的家族成员便会做出相应的调整与改变。多米诺骨牌的第一块已经推下，你还担心后面的不会跟随移动？

祝福案主及其家族！

妈妈，请不要离开我！

"你的议题是什么？"

"和母亲的关系。我和我的新妈妈关系很僵硬，在一起从没超过十句话，不知道是为什么。"说到这里，案主低下头。

"你只有一个妈妈，你说的这个人，她是你爸爸的配偶，是你的继母。"老师一语点破。

"我的妈妈在车祸中离开了，一起离开的还有我的弟弟。"

随后，妈妈的代表被请了上来。妈妈一上场，案主有意靠近她，妈妈的表情却很紧张，用眼神示意着她不要靠近。案主像是被一股无明的力量向后拉扯着，一直退到墙角边。妈妈始终关切地注视她，看到案主没有再靠近才松了口气。

母亲家族命运的代表被请了上来，站在高处，妈妈立刻无法控制地后退。

案主开始哭泣，她想要妈妈，她思念妈妈，她多么希望能和妈妈亲近，可是在她和妈妈之间，似乎隔着一条不可逾越的鸿沟。妈妈的手轻轻摆动着，示意孩子不要靠近，但因力量不足，手只能在空中悬着。

无法理解这一切的孩子忍不住跪在地上，一步一步向母亲移动。妈妈的呼吸开始变得局促。孩子一步一步靠向母亲，直到抱住妈妈的双腿。积累多年的委屈、无助和对妈妈的思念，倾泻而出。妈妈的眼泪也黯然滑落，她将女儿搂入怀中。家族命运的代表，深深地倒抽一口冷气，气氛稍显紧张。

案主时不时抬起头来看看妈妈代表的脸，事隔多年，她对妈妈的爱从未消减，分离之痛在她心中，她此刻只想永远和妈妈在一起。

"妈妈，我不想让你走！妈妈！请你不要再离开我！"

在场之人无不动情。

老师站立在案主身边："感觉一下，你现在想活吗？"案主勉强止住哭泣："想。""那对妈妈说：'妈妈我想活。'"

"我说不出口。"案主呜咽着。

老师并未放弃："告诉妈妈，我想活着。"

"妈妈，我想活着。"

妈妈和家族命运代表听到这句"我想活"后，拼命点头表示肯定，她们都希望孩子能够好好地活着。

案主拼命摇晃着妈妈的双腿，丝毫不想分开。

老师解释道，妈妈和弟弟的同时离开，这样一个强大的死亡动力非常吸引案主。

家族命运代表对案主轻语道："你赶快走吧，你不能留在这里。这件事情有太多人承担了，我们能为你做的最好的事情，就是让你远离我们。"

案主听到这里，深感母亲及家族对自己的爱，事已至此，她再做挣扎，便是对生命的辜负。

老师引导案主睁开眼睛告诉妈妈："亲爱的妈妈，你透过我，活在这个世上。"案主稍微喘了两口气，内心感觉轻松了一些，但是当她再次仰头看到妈妈代表的脸的时候，内心的万千不舍又一次盘踞心头。

"我想让你和我一起留下来，妈妈！"

老师继续引导："妈妈，谢谢你，等我的时间到了，我也会去你那里，我会好好地活下来，请你允许我，祝福我。"

听到这些话，妈妈和家族命运代表连连点头，她们把最好的祝福都送给这个孩子，不希望孩子被牵扯进来。

老师问："你能看到家族命运的代表吗？"

案主勉强看了一眼，迅速低下头来："我能看见，但是我不想看。"

拒绝真正看见家族命运，希望改变母亲的命运，让她和自己一起活下来，这是一个孩子天真而盲目的爱。

家族命运代表有些慌乱，止不住地前后晃动。她催促案主快些离开，不要再纠缠。案主在老师的引导下告诉家族命运代表："我真正看见你了，我尊重这个家族所发生的一切，我尊重你本来的样子。"

妈妈代表带着焦急的神情，鼓励她离开这里，走向自己新的人生。

案主内心有一些松动。她的确再次和妈妈发生了联结，也感应到了来自母亲家族的爱。

"妈妈，你是我唯一的妈妈，我在心里永远留个位置给你。"说完，案主拥别了妈妈的代表。

妈妈泪水涟涟，她也万分不舍自己的女儿，可是她有她的命运，此刻母亲唯一能做的就是把美好的祝福送给孩子。

"妈妈，我会带着你的爱，好好活着！"

"好好活着"这四个字，案主在说出来前经历了几秒钟的停顿，最终还是从嘴里说出来。也许案主说得并不轻松，但很坚定。

案主的情绪平静下来，不再哭泣，她说："如果有可能的话，我会将你的生命延续下去，传给我的后代。"

收拾好心情，带着爱和生的意志，她站了起来。

她转身背对着妈妈，开始走向她自己的人生。在这过程中，她时不时不由自主地回过头看妈妈。但活着的意愿在支持她继续往前，朝向自己的人生。

未来伴侣的代表被邀请了上来，未来伴侣代表一上场便主动拉住她的双手，一直注视着她，希望她能够看到自己。案主还没有做好足够的准备，低着头，时而回头看看母亲代表。未来伴侣代表耐心地看着她，带着爱意。

老师引导案主看伴侣一眼，她还是倔强地闭着眼睛，扭过头去。妈妈在远处看得很着急，不禁深深地吐了一口气，为女儿担忧，她希望女儿能有一个美好的归宿。

"偶尔带着善意，去瞟伴侣一眼。"老师给了她一个更容易完成的任务。案主很轻松地做到了。伴侣代表似乎得到许可，接连做出了更亲密的动作：挠她的痒痒，睁大眼睛逗她开心，甚至把嘴唇贴过去……越来越开心的案主此刻能够完全看着伴侣代表。妈妈代表看到这一幕也笑了，整个人放松了下来。

未来伴侣代表展开双臂，案主毫不犹豫地扑进了他的怀抱，在现场一片欢笑声中结束了个案。

❧ 杨力虹老师点评：

安心正念的系统排列场域永远重视的是从现在朝向未来的资源，而非紧盯过去的问题。在生死面前，我们并不知道怎样才是最好的选择，对浩瀚伟大的生命本身来说，我们也只能如尘埃般，被业力之风吹拂着，东飘西荡。

即使孩子付出自己的生命，也无法改写妈妈的命运，更无法改变妈妈和弟弟已经离开的事实。在生死、命运面前，我们唯一能说的是：是的，我接受。同时，我们可以看见生命有更多的可能性，去做一些小小的移动和改变。而这一切，全由案主的心意决定，排列师无法替她做出更好的安排。尊重生命，如她所是。

爸爸，让我做你的女人！

案主是一位年近四十岁的女性，穿着灰色上衣、黑白格相间的裤子，从正面看十分素雅端庄。从背面看去，上衣后背的部位是透明的，黑色的内衣若隐若现，带有几分隐秘的性感。

此刻的她眼神黯淡，她的议题是：性和愤怒。

起因是三十年前，她无意间得知妈妈出轨的消息，并且告诉了爸爸。爸爸为此和妈妈大吵一架，妈妈也因此对她心生嫌隙。从此以后，小小年纪的她对爸爸妈妈的感情发生了巨变，认为妈妈是婚姻中的背叛者，对妈妈充满了愤怒；认为爸爸是出轨事件的受害者，对爸爸充满同情。这两种截然不同的情感态度维持到现在。之后的成长中，她意外发现她不敢再正视男人的眼睛，对丈夫也是如此。

爸爸、妈妈、外遇对象的代表被请到场上。

爸爸上场后，案主立马走到了爸爸伴侣的位置上，挎着爸爸的肩膀，紧紧抓住爸爸的手，当爸爸松开手时，案主又紧张地抓住爸爸的上衣，一步也不离开。爸爸的双眼一直注视着妈妈，虽然相隔一米的距离，但没有靠近的意思，也不排斥案主在身边的紧抓。妈妈低着头，原地打转。外遇代表走得很远，背对大家。

案主说，想跟爸爸一直黏在一起，抓不到爸爸会感觉很失落和无奈。爸爸的表情有些纠结，感觉女儿贴得太紧了，面对孩子的紧抓不放，他只能步步后退。妈妈很快离开了场域，缩在一个小角落里，感觉和别人并无连接，也不想回到场域里。外遇代表感觉和妈妈并没有感情联结。

老师引导案主：试着去看一下爸爸的眼睛。案主无法去看，低着头，她觉得男人的眼睛都很恐怖。老师继续引导：带着善意，偶尔瞟一眼爸爸，感受一下。案主慢慢抬起头，小心翼翼地瞟了一眼爸爸的脸，沮丧地说："感觉爸爸已经快死掉了，我要拯救爸爸。"全场愕然，老师淡定自若，反问爸爸代表："当女儿这样说的时候，你有什么感觉？"爸爸代表说："我感觉整个左腿都很麻，有点站立不稳，但是并不排斥。"

案主用手抚摸胃的部分，感觉有一点恶心，这种恶心让案主束手无措。妈妈看到父女纠缠不清，同样感觉到恶心。

案主对爸爸代表说出了隐藏多年的话语："爸爸，我想做你的女人，成为你的伴侣。我爱你，我不想看到你死，我想拯救你，我想不惜任何代价救你。"

爸爸代表听了之后，腿抖得非常厉害，感觉力量都被案主剥夺了，自己失去了力量。

丈夫代表被请了上来，案主转身，背对爸爸，面向丈夫代表方向，跪下大哭。边哭边说出："我错了，快救救我！"丈夫代表看着案主，一步一步走向案主。案主睁开眼，带着些友善，看向丈夫代表。刚开始，案主非常快地瞟了一眼，然后低下头，酝酿了几秒钟，再次抬头看了一眼，看的时间比上次要长一些。看了好几次，每一次看男人的眼神都坚定了一些。之后，案主低头喃喃自语，感觉自己这三十几年都白活了。老师问："你想要得到什么？"

案主眼神空洞，像是回到了三十年前，用小女孩弱弱的声音说："我想做爸爸的女人，我想拯救爸爸，这就是我的命。"这是她真实的埋藏于心底的声音。

老师问爸爸代表感觉如何，爸爸背对着女儿，长叹一口气："我只想自己一个人。"案主听完之后，跪在地上，身体紧缩成一团，面容枯槁，微微呼了口气，带着女生的稚气说："我不想活了。"而站在她面前，一直注视她的丈夫代表对她说："我想保护你，你看看我，我才是你的男人。"说完，丈夫代表又向前走了一步，距离案主只有一步之遥，但是案主面无表情，熟视无睹，只是不断重复一句话："我要我爸爸，我就是要我爸爸。"

爸爸代表此时感觉透不过气，他的手放在胸口的位置，感觉自己无法看向自己的妻子。妈妈看到通往自己丈夫的路被案主拦断。家里的这个"小大人"一心想着要拯救真正的大人，没有看到大人身上拥有解决问题的资源和力量。她不仅夺走了属于父亲的力量，而且占据了妈妈的位置，让真正的夫妻难以团圆。

爷爷奶奶的代表被请了上来，奶奶一上场便走向窗边，和任何人没有连接。爷爷站在爸爸的身后，爸爸感觉到了一丝压力。案主站起来走向奶奶，和奶奶抱在一起。案主和奶奶在一起的画面让场域出现了爱的流动，但是爸爸对此无动于衷。场域里，爸爸和奶奶在遥远的两侧，母子俩没有任何连接。

老师引导案主，面对着奶奶代表说："亲爱的奶奶，感谢你代替我妈妈照顾我。在我的心里永远有你作为奶奶的位置。"

说完后，案主再次面向爸爸代表："爸爸，我是你的女儿。你是大的，我是小的，我尊重你的命运，理解你的局限，接受你本来的样子。"案主说完感觉到轻松，但同时产生了一丝愤怒，愤怒来自感觉到爸爸一直对她若即若离。她想得到来自爸爸的爱，希望自己的爸爸能像其他爸爸对女儿一样看看自己，抱抱自己。爸爸听到案主的心声后，胸口千斤巨石般的重担终于放下，感觉受到了尊重，得到了作为父亲的尊严。在听到孩子的抱怨之后，他很委屈地说："可是你的力量太强了，我压力很大，我只能后退。"

老师引导爸爸代表对案主说："我爱你，是父亲爱女儿的方式。请你接受这个方式，我们不是彼此的伴侣。我是你爸爸，你是我女儿。"

案主不理解为什么自己会让爸爸觉得压力大。

老师引导爸爸代表说："这是我的命运，我会去承担，请你安心做孩子。"案主表示很轻松，随后老师引导案主对妈妈代表说："妈妈，你是大的，我是小的，我尊重你和爸爸相处的方式，你们的事情与我无关。我只是你的女儿，我不是你的情敌。你才是爸爸的伴侣。"

妈妈代表说："爸爸本来就是我的，现在我们还生活在一起，我们相爱过，因为这样才有了你。你是小的，不要再插手我们大人的事情，大人的事情跟你无关。"

案主继续说："谢谢你们选择了彼此，我是你们相爱的证据。不管你们以什么样的方式相处，都与我无关，我尊重你们。"爸爸代表感觉很轻松，妈妈代表也感到前面的路不再像之前那样充满障碍，想回到这个场域和爸爸会合。

接下来，出现了令人动容的一幕，爸爸代表和妈妈代表小心翼翼地移动着，偶尔不放心似的看看案主的表情，好像得到了案主的某种允许才敢继续往前移动。夫妻之间不到三米的距离，两个人走得异常沉重和缓慢，但是眼神始终汇成一线，慢慢地，两人相距三米……两米……一米……最后爸爸迈出一步，两人没有了距离，无法抑制地相拥而泣。多年的委屈，感情的中断，止不住的思念，在这一刻得到化解。在这一刻，场域里的同学们无不落泪。案主看到这一幕时震惊了，她很意外，原来父母竟然如此相爱，她只看到了父母的争吵，但是她没有看到父母内心对彼此深沉的爱意。

案主心中想成为爸爸伴侣的念头完全没有了，而是再一次臣服："爸爸妈妈，你们是大的，我是小的。我有自己的伴侣，我会像你们彼此相爱一样，与他相爱，我把属于你们的命运交还给你们。我只承担属于我自己的命运。如果我过得好，请你们允许我，祝福我。"

说完，案主非常轻盈地走到父母代表身边，依偎在父母温暖的怀里，三十年后，一家人终得团聚。

"我是你们的女儿，你们是我最恰当的父母。我也有自己的伴侣，我现在要回到他身边，过我自己幸福的生活了。"

案主转身，再次看着丈夫代表，这一次是真正看见他。案主凝视他，眼神坚定自然。丈夫代表与案主，一步一步，朝着彼此移动，再也没有犹豫，终于，她回到丈夫伴侣的位置上，开始自己新的人生。

这是一场爱的教育。在案主大声呼唤"爸爸，我想做你的女人，我想拯救你！"的背后，藏着多么纯洁伟大的孩童之爱。但我们只有回到自己的位置，尊重父母的命运和相处模式，真正看见爱的真相时，才能带着爱，开始全新的人生。

个案结束。

✿ 杨力虹老师点评：

这是一个典型的关于错位的家排个案。

案主很忙，女儿、父亲的伴侣、奶奶，至少三种角色交替混合在自己的人生里，唯独没有丈夫伴侣这个角色。所以，即使她有法律上的丈夫，却无事实上的伴侣，直到个案结束时，她才终于和丈夫代表走向彼此，归位。

孩子总是这样充满爱，带着盲目、错位的爱去拯救家里那个"不幸者"，不惜付出任何代价。在女儿眼里，爸爸是个失败者，与自己母亲（奶奶）亲子中断，妻子婚内出轨，被背叛……婚姻里伴侣的位置被案主占了，妈妈没有了自己的位置，妈妈和外遇之间也并没有感情连接，只发生过性关系，对此，妈妈感到愧疚，加上女儿的长期错位，妈妈只有远离。个案中，母女俩的"恶心"都是关于性羞耻。案主一心想去拯救自己的爸爸，成为爸爸的伴侣，这里面隐藏着乱伦的焦虑。女儿牺牲了自己的生活，以为这样爸爸能"得救"，但是现实情况是所有人都深陷在痛苦之中，彼此拉低力量，毫无滋养。直至每个人都各归其位，他们才找回了自己的力量。

爱，需要智慧。

错位的爱带来的必定是痛苦。在序位中去爱，终获幸福！每个人只能为自己的命运负责。如实如是。

祝福案主及其全家！

妈妈，我恨你，但更爱你

案主是一位年轻的女孩，忧郁憔悴的面容显出她的心事重重。

她描述在走向妈妈的练习中，明显感觉背后有一股巨大的拉扯力量，让她差点倒下。老师问："你的议题？"案主沉重地回答："妈妈。"

妈妈的代表被请上前来，母女俩远远地站着，如隔千山万水。妈妈代表缓缓地抬起脚往前迈了一步，脚步有些沉重和迟疑，慢慢地又试探性地往前迈了一步，站定，女儿木然僵硬地站着，无法走近妈妈。

妈妈和案主都各自有两个孩子被堕胎，于是四个被堕胎的孩子代表被安排上来，躺在她们的中间。母女俩的目光都被眼前的孩子代表吸引，母亲绕着他们走了一圈，悲伤地跪坐在地上，并趴在他们身上默默流泪。

案主注视着眼前的两个孩子代表，呼吸逐渐变得粗重、沉闷，如拉风箱一般……她喘着粗气颤抖着，躺在了两个孩子代表的中间。之后，她紧紧拉着两个孩子代表的手放在胸口，放声痛哭，哭声凄厉悲怆。

母亲被女儿的哭声震动，起身看着女儿。

"我的孩子……我的孩子啊！……对不起……对不起……"语无伦次、泣不成声的她轮流抱着、抚摸着两个孩子代表，把他们紧紧揽在怀里，"妈妈很想来陪你们……可是现在不可以呀……你们不要怪我……我的孩子啊！你们不要带走妈妈……你们让妈妈活下去吧……"她被绝望与悲痛淹没了，只能在紧紧抱住的孩子代表身上获取继续活下去的力量与许可！

老师引导她对孩子们说："等妈妈的时间到了，妈妈也会到你们那边。请你们在心里为妈妈留一个位置，妈妈心里也永远都有你们的位置。"她把孩子们的序位和名字告诉他们。每一个孩子，不管是存活下来的，还是被流产的，他们都应该有自己的位置。"妈妈会好好活下去，多做好事，来纪念你们！"带着万般的牵挂与不舍，她紧紧抱着孩子代表，"妈妈舍不得你们。"隐秘的悲痛与悔恨令她无法负荷，如今终于有了忏悔与告别的机会。我们需要告别过去，如此才能真正看向未来。

　　和解之后，她的情绪也渐渐平复，她站了起来，看见了站在不远处的妈妈代表，泪水又开始滴落，"妈妈，因为你，我受了很多苦，我恨你！我恨你妈妈……我恨你……"她伤心地哭诉，妈妈不回答，只是张开怀抱，迎接女儿。案主一声声"恨你"的负气也渐渐变成了委屈的呢喃！她迟疑着，望着妈妈代表满是疼惜与期待的眼睛。"妈妈……"她哭喊着，步履艰难，终于投进了妈妈代表的怀抱。此刻她终于可以是孩子，不用坚强，不用伪装，在妈妈紧紧的拥抱中，所有的伤痛与艰涩都能被承载，被理解。她哭得酣畅淋漓，撕心裂肺，和妈妈紧紧拥抱在一起！多么令人安心、渴望的怀抱，从愤怒、抗拒到臣服，她历尽了曲折艰难的跋涉，尝尽了辛酸与沉重！如今历经风雨远航的船只，终于可以靠岸了！正如海灵格海爷爷那句话："当我看到了我的父母，当我看到我是个孩子，当我知道我在他们面前永远会是个孩子时，我知道我已然与生命和大地相连接了！"

　　祝福你，亲爱的！每一个朝向母亲的移动哪怕是微小的，都是幸福、爱和创造的开始！

　　个案结束。

🌱 杨力虹老师点评：

　　　　恨的背面，都是爱。因为太想要，欲求不得时，才会生出恨。揭开恨的面纱，后面都只能是爱，唯有爱，才可以终止恨。而恨是无法消除恨的，就如火浇灭不了火。

　　　　恨是受伤的内在孩童的表达，就算这样，孩子还是会无意识地重复父母的命运，用这种方式表达对父母的爱与忠诚，所以系统排列个案里，经常有女儿堕胎的次数与母亲是一致的。而成熟的人是有机会看见父母真实样貌的。

　　　　朝向母亲的移动，永远是最重要的一个移动，它关系着一个人的一生，影响着一个人的各种关系。拒绝母亲，便是拒绝了生命。

　　　　祝福案主母女，祝福爱可以在她们中间流动、连接、传递。

年逾六旬，她终于为自己而活

案主是一位沉稳、干练、知性、自律的六十岁女性。在工作坊的前两天，每个人都感受到她的细心、宽容，处处为人着想的善良，以及生怕给人添麻烦的克制，真是大家眼中虔诚无私、乐于助人的好大姐。

第三天早上的一个练习中，大姐失控地潸然泪下，又立马克制地对大家说："对不起对不起，影响了大家的情绪。""没关系，你太控制了，每个人都有表达情绪的权利。"老师的温柔鼓励中仿佛洞悉了一切，随后老师让她来到个案席上，她沉默着，等待着，试图努力让如千军万马般翻腾的情绪平复。

老师请了一位代表站在案主面前，去代表真实的自己。代表一上场就按着胸口，蹲坐在地板上，如有千斤重的大石压在胸口，她五官扭曲着，痛苦不堪，双手不停地捶打胸口："这不是我想要的啊！我不想活成这样！好难受啊！我这心被堵得啊！"她越来越痛苦地嘶吼着，泪如雨下："兄弟姐妹们都很爱我，可是我感觉好累啊！身上太重了，没人疼我……"她哭喊着："给我的我不想要，没人懂，我不能说啊，说了让别人难受，别人又不懂！"

她拍打着胸口嘭嘭作响，喘着粗气："我从不跟别人说我不好，我总担心别人不好，别人的事我都装在心里，我把自己的问题藏起来我自己承受，我的老伴也不理解我，兄弟姐妹们都不知道，人家知道了只会笑话我，我受不了了！我要被憋死了！"

她捶胸顿足哭得歇斯底里："我的心脏不好，都是被气的啊！没人爱我，没人懂我的委屈，我感觉不到爱，我需要爱啊！"

长期被深深压抑、克制的情绪如火山一样爆发，连她自己都不知道的最深层的渴望被嘶吼了出来。

案主父母的代表被请上场。真实的自己的代表看到父母，立刻跪在父母面前，不停捶地，痛苦地怒吼道："我好委屈！你们也不爱我，只爱兄弟们！你们让我照顾兄弟们，可我不是他们的父母，我也只是个孩子！"

当这一段内心最真实的委屈被表达出来后，案主的神情变得无比痛苦。这是她内心最真实的声音，她几十年来一直强撑做"小大人"，做兄弟姐妹们的父母，把自己孩子的一面隐藏起来，有苦累和辛酸也从未提及，直到感觉无法负荷，出现各种身心症状，自己的家庭关系陷入一团乱麻般的困局里，才被妹妹带到家排场域。

老师把桌上的颂钵放在案主手上："它代表父母的命运，如果你准备好，可以向他们移动，把父母的命运交还给他们。"

案主哭泣着，跪向父母，一步步挪得格外艰辛。当妈妈接过象征父母命运的颂钵时，案主再也无法抑制自己的情绪，失控地痛哭起来。

老师引导案主向父母代表说："我是你们的女儿，我不是你们的替身，我没法代替你们，这个担子对我来说太重了，我扛不动，我只能做我自己，我把属于你们的命运，交还给你们。"

听到这段话，真实的自己的代表大大地舒了一口气，停止了哭泣。案主压抑多年的委屈失落和负重也在这一刻得到了释放。此刻，案主从未停歇的眼泪再一次决堤，多少年阴阳相隔，思念之情如江水般汹涌。一直做"小大人"，承担一切的那个她，放下"小大人"的面具后，不过也是渴望父母疼爱呵护的孩子。

"妈妈我爱你！"

"妈妈我太想你了！"

"我好无助，妈妈！"她哭得差点噎气，排山倒海般的悲伤无法遏制，有太多的委屈需要诉说。"张开眼睛，看着妈妈。"老师温柔地引导，"你的50%来自妈妈，50%来自爸爸，他们透过你活在人世间。"

"亲爱的妈妈，我身上有那么多特点都像你，感谢你给我生命，我会善用自己的生命服务更多人，我用这种方式荣耀你，纪念你。我会好好地活下去，等时间到了，我也会去你那边。"

"在我的心里永远有你们作为父母的位置，也请你们在心里，留一个女儿的位置给我。"

当案主对父母代表说完这段话，自己也从悲痛中逐渐平静下来。胃和喉咙里卡住的地方也得到疏通，几十年来从未开口表达，也不知道该如何表达的部分，在家排现场表达出来。当真实的自我被看见，被理解，被释放，疗愈便真正发生了。

"从现在开始，我把重点放在我自己和我的家人身上，谢谢你，妈妈。"随后，案主向父母代表深深叩头，表达对父母养育之恩的感谢。"现在，起来做一个勇敢的动作，转身一百八十度，向前走，走向自己的人生。"老师说完，案主没有犹豫，没有回头，走出门口。勇敢、内在充满力量的她，开始朝向自己全新的人生，即使已年过六旬，但也终于可以为自己好好活一回了。

一首萨米族的原住民音乐《听见祖先》缓缓响起，古老又神秘的旋律，朴素又浑厚的吟唱，使人恍如回到了祖先宽厚温暖的怀抱，听到了他们温柔、慈爱的叮咛与祝福，让我们在爱的河流中滋养与疗愈！

"生命之河就是这样滚滚向前，然后流入大海。"老师温柔慈悲的声音在耳边响起。此时，想起乌实老师的一段话：我们是浪花，是漩涡，也是河流本身。我们流经所有的生命，我们也是所有的生命本身。我们可以选择被挟裹向前，拍在沙滩上，也可以选择转弯、突破、顺势，甚至选择干涸、蒸腾，或者选择创造新的什么。

个案结束。

🌱 杨力虹老师点评：

中国家族、家庭里，代际的界限容易出现混乱，同辈们也易错位。当孩子们扛上了不属于自己的命运，无法负荷的沉重会压垮他们的身心，他们是没有力量做自己的。他们的内在无法产生更多的爱，在不断付出却得不到同等回报的同时，内心经历的失落绝望，让命运变得日益沉重，晦暗没有光彩。只有将命运交还给父母，才有力量重新创造自己的人生，才有机会面对自己、伴侣和孩子的这个家。

原生家庭里，付出最多、代替父母角色的那个孩子，是最易招来愤怒与不满的，同时，他还会搭上自己的人生，从来没有机会为自己而活。"费力不讨好"指的就是这样错位的孩子。这个部分无法归位的话，这个人就会在社会上，去试图当那个人人交口称赞的"好人"。只是，这种"好人"，需要付出很大的代价，最终迷失，找不到真实的自己。当然，当这个孩子一门心思扑在自己的兄弟姐妹身上时，就无暇顾及自己的家庭，无法真正成为伴侣，成为父母。

僭越，于人于己，只会是伤，伤，伤。

正如这个典型的牵连个案，当孩子得到父母代表的允许，交还父母的命运时，真实的自己感觉到了前所未有的轻松与平静。

深深地祝福所有人，愿你能做自己命运的主人，愿你得到自由，在爱与创造中成为自己的光！

"无力感"背后的母亲

一位女士坐在个案席上，她的议题是：无力感。

老师让案主邀请两个代表，代表无力感和案主自己。

无力感的代表转身，走到了一个角落处，低垂着头，双臂环绕，蹲在地上，毫无生气。"有多久了？这个无力感。你不想活了吗？"老师询问坐在身边的案主。"嗯，很长的时间，好几年了。"她轻声回答，"妈妈是自杀离世的，去世前我都没在她身边……"悲伤涌上心头，她哽咽着。

看着蹲在地上，孤单可怜的妈妈（无力感其实代表的是妈妈），悲痛瞬间淹没了她，她颤抖着声音说："妈妈，我想你！"听到女儿的呼唤，妈妈代表的身体稍微动了一下。"为什么不让我见你最后一面？！"女儿哭得伤心欲绝。

"我非常内疚，你想跟我说什么？我不知道。你没有跟我告别就走了，什么都不让我知道，都是别人跟我说的，我不相信他们说的。"在女儿痛心又委屈的哭诉里，妈妈代表感觉更无法开口了，她把头埋得低低的，一动不动。

太多的思念、不舍与心痛在这一刻爆发，女儿失控地对着妈妈代表哭喊："我不想失去你！"听到这句话，妈妈代表把头埋得更低了。老师引导案主说："妈妈，你透过我，活在这个人间。我身上的女性特质，都来自你。我会好好活下去，用女性的力量去服务更多的人，我用这种方式来纪念你。"妈妈代表点了点头，感觉轻松多了，头也可以抬起来了。

"妈妈，你再也回不来了，我接受这个事实。我会在这个世界上，停留一些时间，我会用我的生命去服务更多生命，等我的时间到了，我会去到你那边。"妈妈代表抬起了头，站了起来，感觉自己身上重新有了力量。

"你是大的，我是小的。感谢你把生命给了我，你没有给我的部分，我可以自己去创造。我爱你！"

"我也爱你！"妈妈代表温柔慈爱地回应。

"我用让自己变得无力的方式来与你联结，我也否认身上的女性特质。我用这些来表达对你的忠诚与爱。"女儿流着泪，泣不成声。妈妈代表的身体冰凉发抖，前后摇晃着，似乎被某种力量牵扯，但觉得这一部分并不是来自孩子。

"妈妈，我把平安留给你，我会好好地活下去。""这是妈妈的命运，与你无关，请你安心做孩子。"

母女和解完，案主感觉到轻松。

老师邀请了一个资源的代表上来。资源代表拉着案主的手，温柔且充满友善地注视着她。

"挺开心的，有她在身边陪着我，在我最悲观的时候。"案主泪水涟涟，"谢谢你，陪着我活了下来！我坚强地活了下来，我允许自己有力量，也允许自己获得幸福！"

老师又加了一个代表，代表她未来全新的生活。未来生活代表张开双手，期待着她的到来。

案主静静地感受，跟随着身体的感觉与指引，从犹豫到坚定，终于向自己全新的未来移动，最后，她们紧紧拥抱在一起。

当妈妈代表看到女儿终于迈出脚步，与自己未来生活的代表拥抱的时候，如释重负，大大地舒了一口气，心里是前所未有的轻松！

"谢谢你，妈妈，我心里永远都有你的位置，谢谢你的祝福。"案主说。

"你会看到这条通往未来的路。你看看这条路，有阳光洒下来吗？你还可以看到自己梳着什么样的头发，穿着什么样的衣服，感觉脚下这条道路是宽广的还是狭窄的？看身边还有没有家人、伴侣和朋友？你是孤独的一个人吗？"

在轻柔舒缓的音乐里，在老师能承载一切伤痛的宽厚温柔的慈悲里，案主带着自己的资源，徜徉在一条阳光明媚、绿草如茵、鲜花盛开的道路上，心中充满着喜悦与活力，在小伙伴们的陪伴下，走向全新的未来。

"看到了内在力量吗？如果按零到十分打分的话，你现在内在力量有几分呢？"老师问。

"九分。"

"你满意吗？"

"是的，满意。"案主露出了轻松的笑容，如拨云见日般豁然开朗。胸口终于不堵了，仿佛一块巨石落了地。

母亲代表也终于感觉到平静、轻松与放心！

✿ 杨力虹老师点评：

充满了爱与忠诚的孩子总想拯救妈妈，实际却无力改变，即使搭上自己的性命，即使自我伤害，甚至去自杀，妈妈也回不来了，这是事实，无法改变。这便是许多人无力感的来源，那是一份爱与忠诚的联结，只是，失序、失衡、盲目、错位、迷了路。

每个人都是自己业的主人。在我们活着的时间里，可以多做些好事纪念他们，逝者会平安，获得宁静。

同时，去懂得，母亲选择自杀，有母亲自己的原因，并非孩子自己不够好。

把平安留给妈妈，只有妈妈才能承担属于她自己的命运。孩子也有自己的命运要去承担。如果孩子把母亲给的生命，传给后代，把母亲给的爱，传给更多需要帮助的人，就是对逝者最好的纪念。

其实，母亲何曾离开，她透过后代活在人间。每当你看见自己源于母亲的特质、天赋才华、性格、样貌……就能更深刻地与母亲联结。

死亡，是每个人此生的终点，在活着的时间里，还有机会成为一个心生善念、感恩、利他、有价值的人，这也是案主目前正在移动的生命方向——自助助人。

祝福案主及其家族！

真相是臆想的反面

"我的议题是亲密关系，一方面我觉得我跟老公的关系就像是妈妈跟孩子的关系，不是真正的夫妻关系，另一方面我又感觉受到家族的拉扯。这两股拉扯的力量让我压力很大，很期待自己能够解脱出来。"

案主一边描述，一边小声抽泣。老师请她把父母的代表请到场上。

父母在同一侧站立着，两人相距一米的距离，案主面对父母，脸上有悲戚的表情。案主把目光锁在父亲身上，稍稍向父亲的方向移动，父亲感应到，立即走到母亲的身边。这过程中，母亲一直注视着她，可是案主似乎只关注父亲。

案主继续看着父亲，眼里有某种期待，父亲摇摇头，走到孩子的背面，试图摆脱孩子的眼神。

孩子转过身，目光继续追随父亲。

案主老公的代表被请了上来。

老公代表走到案主的身边，拉住老婆的胳膊，想通过自己的力量，转移案主的注意力。但是案主很快撇开老公的手，继续注视父亲。

父亲见状，再次回到了母亲身边。案主见到此景，快速走到父母的身边，站在父母中间的位置。

父亲还是想要摆脱案主，他尝试向后撤退，案主使劲地拉扯父亲的衣服，想要抓住父亲。父亲唯恐不及地躲避着，终于逃开后，案主换成拉着母亲的衣服，母亲感觉有一些不耐烦，用力扯开案主的手。

真相在此刻滴水不漏地呈现，并不是案主头脑里的"我以为"，而是完全相反的方向。

父亲感觉很气愤，他大步迈过去，用尽全力扯开案主不放下的手。即便受到如此拒绝，案主仍然拼命地想和父母纠缠，拉着母亲的手松开了，又果断地拉扯父亲的衣角。得以脱身的母亲看到父亲被案主拉走，再一次冲了过去，想要再次扯开案主紧抓不放的手。这样的拉扯越来越激烈，在几番拉扯中，母亲好像消耗了太多力气，到最后，只能像木偶一样被随意拉扯，表情满是无奈和麻木。最后，三个人形成僵局。

案主开始抽泣，脸上充满委屈和无奈。她紧闭着双眼，偶尔擦拭脸上的泪水。老师引导她睁开眼睛，不要陷在自己编造的故事里，而是去真正看见父母代表。

父亲主动把案主老公推到她面前。她无暇顾及，没有被看见的老公只能无奈地退到一边，等待被案主看见。父亲再次主动上前，用力搬扯案主的肩膀，扭动案主，让她整个身体朝向老公。果不其然又一次失败了，案主再一次转向父母，小声哭泣着。

操碎了心的父亲只好第三次出动。首先，父亲拉着母亲面对案主，又把案主老公拉过来，让他站在母亲前面，他自己站在最后面的位置。三个人站成一队，像是等待检阅的士兵。母亲仰望着天花板，面无表情，她已经无计可施。

这源于父亲主张的移动也无法撬动女儿的眼睛。案主仍然梨花带雨，哭声不断。老公感觉烦躁，转身离开，并背对案主。

爸爸很无奈，很沮丧。面对如此不明事理的女儿，他很想一巴掌打醒，但是又不舍。无奈之下，他直接离开了场域。

不管父亲如何生气、无奈，不管母亲多么麻木，不管老公多么心灰意冷，案主仍然活在自己的世界里，闭着双眼哭泣不止。

老师引导案主让自己变得小一点。案主双膝跪地，父亲似乎看到了希望，再次把母亲推向女儿，母亲不情愿地走开，自始至终没有看过女儿，眼睛一直盯着天花板，也没有任何表情。父亲叹了一口气，他把母亲和案主老公再次推到案主身边，三人站成一排。

老公似乎受够了不被重视、不被看见的感觉，他选择再次离开。妈妈内心十分烦躁，扭过身，给女儿一个背影。最后连一直致力和解的爸爸也背过身去。

老师一句话道明真相：他们不会被你的假哭声触动到，因为那些都是自编自导自演的戏。真正的眼泪，是所有人都会感同身受的。

我们有时通过哭声来呼唤爱意，传递真情。案主如林黛玉般地哭哭啼啼，是自怜的哭，是活在自我幻想里的自怜自艾，没有力量，无关情意。

"我是世界上最惨的人，都是因为你们害得我这样。"案主内在的执念被表达出来。

父母听了，双双转过身去。父亲听到这句话，激动到想去抽她耳光。母亲对女儿也没有任何的期待，爱人也心灰意冷。父母和爱人都背对案主，心如死灰。

老师问案主："你知道为什么爸爸妈妈不看你吗？"案主摇摇头："不知道。"

活在自我的想象里，把自己的念头和情绪当成真相，看不到现实世界里活生生的人对她的真诚和情谊，听不到爱人心中真实的呼唤。

案主睁开眼，看见父母背对她，她若有所思。之后，她望向爱人站的那一侧，只一眼。

父亲的愤怒减少了一些。案主又再次望向老公，第二眼。老公回到了场域。当老公回到案主的面前时，父母都不由自主地回头。

然而，老公期待的真实的交流和感情的回应，并没有如愿发生。

案主的眼神再次锁定父母，眼里充满了委屈和无助。父母充满了无奈和愤恨，老公在一旁再次不知所措。

老师引导案主面对父母代表："你们是大的，我是小的，感谢你们给了我生命，我不是这个世界上最惨的人。"

案主带着凄惨的语调重复这些引导词，父母代表感觉到这并非真心实意。老师引导案主真诚地再复述一遍。父母代表还是有一些怀疑，但是更期待女儿能够面对自己的丈夫，而不要在父母这里有过多的纠缠。

案主没有望向丈夫第三眼。

丈夫在旁边有一些不耐烦，他觉得已经等待了太久，一直得不到回应，一直得不到看见和肯定。他很无奈，也很失落，表示想要离开。

听到丈夫想要离开，案主似乎受到了触动，她深深地给父母磕了一个头，在磕头的瞬间，父母之间相互望着，在眼神里仍然写着不确定。

无论如何，事态似乎有了转机。

她站了起来，稍稍收拾了心情，看向丈夫，并像妈妈抱孩子般抱住丈夫，泪流不止。丈夫像一尊石头一样，他更希望能与妻子进行眼神的交流，自己能被如实地看见，平等地相对，不希望像小孩一样被拥抱着。

老师引导案主看着丈夫代表的眼睛："谢谢你为我做的一切。"案主有些不情愿，她努力克制自己，舒了一口气，小声地说出了这难得的三个字——"谢谢你"，但是丈夫代表没有感觉到她的真诚。

案主考验着所有人的耐心。

案主再一次主动拥抱丈夫代表，这一次终于像青春少女一样，脸上挂着娇羞的笑容。这一次，丈夫代表体会到案主作为一个女人的爱，父母代表看到这一幕，感觉放心不少。

个案结束。祝福迷茫的人能清空幻想，看见真实，走向平凡而幸福的人生！

🌱 杨力虹老师点评：

当我们还陷在一个小女孩的状态里，等着父母给我们更多时，我们注定会失败，并且会付出自己的人生、自己的亲密关系、亲子关系等代价。因为，就生命本身而言，我们就已经还不上父母的天大恩情了，我们哪里还能向他们讨要更多？何况，他们给的，已经是他们仅有的、能给的了。他们没有给的，我们都是可以自己去创造的。

当我们"插足"父母的亲密关系时，当然代价是无法接纳被排斥的父母中的一方，也无法看见自己的伴侣，甚至无法看见自己的孩子。

所以，我经常会问纠缠、牵连于父母处，伴侣"不得不"以出轨来提醒的女案主：你是如何成功地把他推到别的女人身边的？

活在自己的臆想与成见里，便会错过真相。系统排列的场域，无疑是打破执着的妄念，看见真相，与关系和解的最恰当、最有深度广度、最震撼的场域。

祝福案主及其家庭！

报答母亲最好的方式是成为自己

老师泰然端坐，微笑着问："谁愿意做下一个勇敢者？"

一位女士立马举手，她的主题是：与妈妈的关系。

老师说："去请一个人代表你的妈妈，给她找一个位置。"

案主将妈妈代表安排在场域外的窗帘后面，直到自己完全看不见她。她给自己安排的位置是背对着妈妈代表，站在窗帘前面。过了一会儿，自己又将窗帘拉开，好让自己想看妈妈时，能看得见她。

"叫一声妈妈。"老师引导案主。

此刻，案主的情绪上涌，开始短暂地吸气，重重地吐气。

老师提醒："睁开眼睛。"（闭着眼睛容易陷入头脑编造的故事里，睁开眼睛，才能看见真相。）

"妈妈！"案主伤心地喊着，"妈妈！"

妈妈的代表没有任何反应，老师加上外婆的代表。外婆先是很愧疚地安慰着自己的女儿，然后将案主和案主妈妈的手拉在一起，希望她们能有连接。

案主碰触到妈妈的手后，委屈而又难过地跪在地上，像个孩子一样伤心哭泣。

妈妈的手虽然被女儿拉着，但她全程低着头，闭着眼睛，对女儿的哭泣没有任何感觉。

女儿侧趴在地上，一边哭泣，一边大声喘气。

外婆颤抖着双手，心疼地安慰着自己的外孙女，随后对女儿说："对不起！你看看她！你看看她呀！是我的错，我对不起你！你别让孩子那么难过，是我对不起你！"

孩子跪在地上，哭着央求妈妈："妈妈，妈妈，你睁开眼睛看看我！你看看我！呜呜……妈妈，妈妈，我好累！我真的好累！你睁开眼睛看看我，我只是你的女儿！呜呜……我只是你的小女儿！呜呜……"

外婆伤心地说："她这是在做给我看！"

"我只是你的小女儿，我没有那个能力，我根本没有那个能力，我拼尽全力我也做不到啊！"

……

无论女儿怎样央求，也无论外婆怎样努力地想要她们母女二人有联结，妈妈依然无动于衷。

"妈妈，我爱你！妈妈，呜呜……"

"妈妈，我爱你！呜呜……"

"妈妈，你睁开眼睛看看我！你还有四个孩子！你看家里还有这么多人！"

"我们姊妹四个都爱你！心里都有你！"

老师加了一个代表。

案主哭了一会儿，抬起头来，看到了新出现的代表。

外婆代表和新出现的代表一同安慰着案主，案主开始趴在地上大声哭泣："我该怎么办？我该怎么办？我好惨！"

老师问："你能看见她（新出现的代表）吗？"

案主盯着新代表一会儿，说："能看到。"然后嘴里呢喃："对不起，对不起！"

新出现的代表是女性价值。

"作为一个女性，我是有价值的！"老师引导案主说。

案主的情绪稍微缓和了一些。

老师问："感觉一下，真的认为自己有价值吗？还是觉得自己应该比妈妈更惨？"

"我觉得内心有个声音说'我应该站起来，走自己的路'。"

"对，去感觉一下，站起来，走自己的路，你可不可以做到？"

案主平复了一下心情，慢慢地站了起来。

"可以向妈妈的方向鞠一个九十度的躬。谢谢妈妈带给你生命。"

"妈妈，谢谢你！你生下了我，这是最宝贵的！我会善用这个生命！"说出这些话后，案主感觉轻松了好多，没有了负疚感。

"我愿意转身！"

"去感觉一下，你身后有女性价值的支持力量，还有外婆等女性祖先的支持力量。"

"感觉一下，自己会不会有向前的动力，往前走一步呢？"

案主努力地往前走了一步。

此时，在音乐的陪伴下，老师鼓励案主再往前走一步，去感觉移动每一步时，自己内在发生了什么。

"我感觉自己的内心有一种感恩的力量升起，在此之前是很难的。"案主说。

老师提醒说："在移动的同时去连接自己身后的女性价值，以及祖先们的支持力量。"

案主又往前跨了一步，深深地吐了一口气，表示现在可以放下很多东西，可以做自己了。"我有这个生命，这就足够了。我可以善用这个生命，我可以做好多好事，并用这些好事来利益更多的人。"

"去感觉一下，想往后看吗？"

"不想！"

"没有关系，如果非常想往后看，也可以回过头去看她们一眼，然后继续往前走。"

"我就是想回头对她们说一声谢谢。"

"你可以回头。"

案主转过身，认真地看了一眼妈妈代表，再看向女性价值代表和外婆代表，然后认真地鞠了一个九十度的躬，表达自己深深的感谢。

"我知道你们在支持我！"

然后案主转过身，朝向自己的未来，又往前踏了一步。

案主说："我接受了，我不需要被保护！"

老师问妈妈代表现在感觉怎么样，妈妈代表回答："当女儿走自己路的时候，我的眼睛可以睁开了。"

外婆代表松了一口气："她终于走自己的路了！"

女性价值代表觉得内心腾空了一些东西，开始有了力量。

个案结束。

❦ 杨力虹老师点评：

报答母亲最好的方式是成为自己。

我们通常会天真地以为纠缠在那里，与妈妈一起，困在过去，妈妈就会感觉好，其实不是的，当我们活出自己的时候，妈妈会更觉欣慰，更有放松的感觉。

我们要懂得，妈妈也许真的没有爱，她很难有更多支持我们的力量，就算她要离开，我们也尊重她的选择。生命之河就是这样，恒久向前。总有人先走，但是这条河一直都在往前，我们都会去的。这是自然法则，唯有尊重、感恩，移动向未来，带着爱。

祝福案主和她的家人。

爸爸，你是家里的暴君，请允许我不是

案主的议题是：原生家庭。

他有一个大家庭，由父母、哥哥、他和妻子，还有他们的孩子组成。他们是一个非常传统的家庭，即使结婚，也不能搬出去独住，家庭成员之间的连接是非常紧密的。暴戾的父亲从小对他殴打、辱骂，他的成长过程中充满了泪水、恐惧与黑暗，男士低着头，压抑、苦闷、低落。

父母、妻子、哥哥、孩子的代表，被分别邀请上来，他选择自己面对。家庭里的成员找着各自的位置，父亲所到之处，家庭里的每个成员都唯恐避之不及，远远地躲开。案主的妈妈带着孙子，眼里满是惊慌与恐惧，躲到儿子的身边。看着如惊弓之鸟四下散开的家人，父亲生气地瞪着眼睛，左右环顾，走向排行最小的案主。

本来在远处站着的妻子快步走了过来，挡住了父亲，不让他靠近丈夫。父亲怒目圆睁，大骂："滚一边去，这是我儿子，你是个外人，跟你没关系，走开！"妻子强悍地推开公公，毫不示弱地大声说："你看你把我们家孩子吓成啥样子了？"

受到顶撞的父亲暴跳如雷："你这是跟谁说话呢？！"儿媳毫不退缩："就跟你说话呢咋地！"

威严受到挑战、挑衅的父亲火冒三丈，对儿子更加生气，打了他一拳，大声训斥："这就是你媳妇啊！你咋管的，揍她！"妻子像发怒的母狮子般用力推开了公公："你打我老公干啥？你冲我来呀，你打他干啥？！"

"你过来！"父亲朝着儿子大吼，"你长本事了，有出息了啊，找个媳妇打你爹！"儿子低着头默不作声，逆来顺受地屈服着。丈夫的隐忍与懦弱，使妻子母狮子般充满血性，拼尽全力护卫着丈夫、婆婆与孩子，但这无疑火上浇油，让父亲更加愤怒。他们激烈地争吵着，全家人笼罩在压抑与恐惧中，儿子带着哭腔去拉父亲："爸爸，别打了！"父亲更加怒不可遏，神情狰狞，像个暴君。

妻子的母亲代表上场后，立即抱住了筋疲力尽的女儿。在妈妈怀里，案主的妻子号啕大哭，全身虚脱瘫坐在地上。她边哭边骂："我是你儿媳妇，我就不滚，要滚你滚，有你在的一天，家里都不得安宁！"父亲焦躁地在场上来回走动，对着惊慌失措的家人们骂骂咧咧："滚，都给我滚，你们都给我滚！"他对着坐在地上的儿子踹了一脚："你也滚！"孩子也被吓得瑟瑟发抖。惊吓的哭声，妻子委屈伤心的哭声响成一片，哥哥也躲得远远的，惊恐不安！

场域里增加了两个代表——爷爷奶奶。爷爷奶奶上来试图安抚儿子，父亲却一脸的倔强与愤恨。他走到儿媳妇旁边，泄恨般地用力踹了她一脚，妻子的哭声更加凄绝了，她的母亲一下冲上去要为女儿理论，被爷爷奶奶劝了回来！

父亲走到了墙角，扶着墙，落寞、凄凉、孤独又满腹委屈。这个刚刚还专横跋扈、令人生畏、如猛兽般的男人，此刻像孩子般号啕大哭。他哭得伤心绝望，跪了下来，抱着妈妈的大腿，脆弱如婴儿，或许这样，他那狂躁不安、痛苦不堪的心才得以缓解。奶奶抚摸着儿子，安抚着儿子，泪如雨下。

本来恐慌、惊惧的一家人意外地看着这一幕。他们围坐在一起，互相依偎着，看着爸爸，感觉到心疼与震惊。

爷爷看着儿子的脆弱有点生气，他走到了一边。

"你爱这个儿子吗？"老师问爷爷代表，"还好，挺关注这个儿子，但不想看到他这样子，希望他能自己成长，自己面对！"

爸爸对自己的父亲充满愤恨："我恨你！！！"他咬牙切齿地怒吼："你都不知道我要什么，你也是一个不合格的父亲，我要让你的后代也不好过！！"得不到爱的绝望，让他对父亲恨之入骨！奶奶抱着儿子坐在地上，她也对爷爷充满恨意。爷爷无奈地摊开双手，并没有愧疚，爷爷只能以自己的方式去爱儿子。"其实我也爱你，但不能溺爱，你应该自己长大……"爷爷弱弱地辩解。

老师引导父亲跪在爷爷奶奶面前，以孩子的身份说："你们是我的父母，我接受来自你们的生命，谢谢。"当他真诚地说完之后，感觉心里的恨减少了些。"你们没有教会我怎么去爱，因为你们也没有，我理解你们的局限，我尊重你们的命运，谢谢你们！"老师引导他向父母深深鞠了一躬。

从爷爷奶奶处转身，他缓慢地向前移动，到了儿子面前。他拉起儿子的手，抱着儿子痛哭了起来："打你，我的心也疼啊！疼啊！"愧疚如千万只蚂蚁啃蚀着他，他痛苦悔恨的哭声压抑又沉闷，如暴雨前的雷鸣，重重地敲击在每个人的心上。

他紧紧地抱着儿子，良久不放。"以后不打了，不打了！"父亲痛苦得无法自制。

妈妈仍然感觉到不安全，她还不敢靠近她的丈夫，哥哥的感觉还好，之前的压抑和恐惧已经消失了。孩子感觉跟他的爷爷奶奶之间连接很深，非常紧密。

妻子却心灰意冷，抱着自己的妈妈轻轻地说："我想离婚。"

老师引导案主跪着看向父亲。"感觉到害怕吗？"儿子摇摇头："没有。""对父亲说，感谢你给我的生命，这是最宝贵的礼物，我接受这份礼物。"

父亲低垂着头，再一次悔恨得痛哭。儿子感到心疼与不忍，他站起来，像父辈一样抱着他的爸爸。"看到爸爸这样子的时候，孩子往往会冲上去充当爷爷。"老师纠正了他拥抱爸爸的姿势。

"爸爸，如果我过得跟你不一样，请你允许我，祝福我！"案主说完，爸爸更紧地拥抱着儿子，说不出的愧疚，也因为愧疚感觉到无力。老师请上家族男性祖先的代表，让爷爷，还有家族的男性祖先用身体的连接给他支持，将所有男性祖先的力量源源不断地传递给他。

父亲获得了平静与力量，内在也得到了滋养，爱在心中充盈。"我爱你！"这个粗糙生硬的男人终于可以正常表达出对儿子的爱了。

哥哥也感受到了父亲的力量与爱，他走过来拉着弟弟的手，爸爸微笑地看着他们。"我同样爱你们，在我的心里，有你们作为儿子的位置。"爸爸表示，只要儿子们过得好，怎么样都可以接受。

"爸爸，我把我的生命传给了后代，我把你给我的爱也传给更需要我帮助的人，这是我回报你的方式。我以这种方式来荣耀你。谢谢你！请你允许我跟你有不一样的部分，我不会用拳头来对待他人。"案主说完，向他的父亲深深鞠躬，转身，面对自己的生活。

他在他妻子代表面前蹲了下来，他还有一个重要的功课需要去面对。妻子沉默着，心灰意冷，离婚的决定让她心如刀割，泪水喷涌而出："感觉太委屈！太绝望了！"

妻子泪眼婆娑地看着丈夫："我尊重你的命运，我们都有局限，如果分手，我愿意承担属于我自己的那部分责任，也请你负起属于你自己的责任，谢谢你为我做了那么多。"

是的，每个人都有属于自己的命运，自己的局限，此刻的决定也并不意味着未来不会改变。

个案结束。

❦ 杨力虹老师点评：

暴力连接的方式从案主这里可以终止、调整和改变了。

父亲是个没有得到过爱的孩子，他不知道怎么对待自己的家人，没有学会如何去爱，他也极度渴望自己父母的爱。通常用暴力去表达的人是最无力、最脆弱的！愤怒的后面，通常隐藏着极深的对爱的渴望。

案主虽然在婚姻的形式中，却因为自己原生家庭的强力联结，与妻子、孩子处于"分居状态"，各自停留在自己的原生家庭里。新家庭因为没有单独的空间，成员之间无法产生更好的联结状态，亲密关系、亲子关系大受影响，无法完整。长期无法归位、无法联结的夫妻要维持下去，困难重重，如果没有来自双方原生家庭、家族的允许与祝福，亲密关系必定有更多挑战。

好在，最重要的移动已经发生，当男孩与父亲及其后面的男性祖先联结上，他就可以成为男人，未来就有希望。

看见真相，活出自己，真正进入成年人的世界，才可能去拥有成熟的亲密关系。

亲密关系的失败，并非只是遇人不淑

案主的议题是亲密关系。她自诉父母长期分开，弟弟患有双向情感障碍，近期表现出躁郁的症状。

场域里，老师请上了父母、弟弟的代表。父母的代表上场之后，迅速呈对角线，站在场域的边缘，弟弟起先和妈妈牵着手，相对而立，并一起在场域中，徘徊环绕了一圈，最后又回到了原位置。之后，弟弟先是独自走到了另外的角落，然后，马上转头去寻找案主代表，强烈地表示想要跟姐姐待在一起。

案主代表显示出极大的不适，两人一直在场域里追逐，妈妈的代表一直很冷漠地看着这一切，而爸爸的代表则是转身，离开了场域。

案主代表一直大吼大叫，让弟弟走开，并表示自己非常愤怒，可弟弟还是一直紧跟着姐姐不放，极度渴望靠近姐姐，弟弟说自己的紧追不放也只是希望姐姐能过得开心一些。

妈妈却只想站在场域边缘，看到自己的孩子，并不想靠近。案主代表对妈妈的所作所为愤怒，对弟弟感到厌烦。弟弟表示自己所做的一切仅仅是想保护姐姐而已。爸爸表示在这个家里感觉不到有自己的位置，也感觉不到自己对这个女人和这两个孩子有任何的爱意。

此时，一个被堕掉的孩子的代表加入场域，案主代表又重新开始移动，弟弟也还是像之前一样一直紧随姐姐。案主代表一直逃避着弟弟，并大喊着："你太烦人了！！！你跟着我弄得我好不舒服！好烦啊！！！"

不堪其扰的案主代表开始推搡弟弟，可弟弟依旧不放弃，依然一脸天真烂漫地紧随姐姐。

弟弟说："我只有跟着你，才有安全感。"

　　眼看无法改变现状的案主代表开始哭求弟弟："你不要跟着我了！你这样做让我很生气啊！"说完之后，案主代表坐在地上大哭起来，弟弟也坐了下来，姐弟俩一副相依为命的姿态。

　　老师让姐弟俩现在去看看自己的父母。

　　案主本人也进入了场域，三个人抱在一起痛哭了起来。

　　弟弟望向父母，质问父母："为什么要这样对我？！"父母无言，漠然。

　　老师引导案主看着父母代表，对父母代表说："感谢你们给了我生命，其余的部分我都可以自己去创造，我尊重你们之间相处的方式，这跟我无关。"

　　说完后，案主本人感觉没有自己的生活，更没办法有亲密关系。

　　弟弟的感觉是现在特别想要给姐姐力量："就算爸爸妈妈看不到我们俩，我们也没问题的，亲爱的姐姐，你这么优秀，我爱你，我希望姐姐可以幸福，想做姐姐最坚强的后盾。"

　　被堕胎的孩子代表此时也坐下，加入了他们。

　　看到他们抱在一起，妈妈表示自己后背发紧，很想他们，却没有办法靠近。

　　僵持了一会儿，爸爸被弟弟强行拉进了场域，爸爸感觉到的是：自己无所谓他们发生什么，没有那种父亲对孩子的感觉，一直感觉有一股力量在把他往场外拉，感觉自己跟场内的每个人都没有特殊关系，没有联结。

　　案主对爸爸代表说："爸爸，我放下对你的期望，我只能成为我自己，谢谢你选择妈妈有了我。"

　　弟弟说："为了让姐姐开心，我可以承担所有。"

　　案主回应弟弟："你不是我的父母，你是我的弟弟，你比我小，我是大的，你是小的，我是你姐姐。"

　　听到这些，爸爸情不自禁地转过了身。

　　老师问爸爸代表："如果你的女儿过得比你幸福，你愿意吗？如果女儿将来过得比你开心，你愿意吗？如果女儿和她的伴侣将来过得比你和她妈妈幸福，你愿意吗？"

　　爸爸代表说当然很愿意，并且愿意祝福女儿。

　　这时，场域中加了一个新的可能性的代表，代表案主未来的伴侣。当这个代表一出现，弟弟就很开心地把案主推到他身边。案主说站在这里的感觉很放松，然后弟弟把爸爸拉到了妈妈身边，但是妈妈很抗拒地拒绝了。爸爸说进入场域之后不是很舒服。

弟弟又跑到了妈妈身边，抱住妈妈。

妈妈说自己其实不想被任何人打扰，只要看到孩子们过得好，就很欣慰了。

案主和未来伴侣的代表转身，手拉手，依偎着，背对原生家庭，走向了未来。案主说这时感觉更好了，伴侣的代表也表示想给案主很多很多的爱，家里的所有成员在此刻都感觉开心，紧张压抑的氛围消失了。

个案结束。

❧ 杨力虹老师点评：

通常，家里病得最重的孩子是最有爱的，所谓"障碍"也是最多的。就像这个弟弟，很忙，既在照顾、撮合父母，又在照顾、关心姐姐。弟弟发病是为了把爸爸拉回这个家，只有弟弟病得很严重，爸爸才会从国外回到这个家。弟弟为了让全家人过得更好一点，宁可牺牲掉自己的一切，他主动去背负整个家族的命运。个案里，爸爸妈妈都有自己原生家庭的课题需要去面对，妈妈虽然也想去爱孩子，可自己就没有得到过爱，所以也做不到去爱。而爸爸，有隐形动力的推动，没有办法留在家里。当姐弟相依坐在场域里，放声痛哭时，全场唏嘘，这就是名义上有父母，实际上无父母的"弃儿"。两个不相爱的父母对孩子会造成巨大创伤，孩子们感觉不到任何的支持、陪伴。这时候，通常有个充满了爱的孩子会牺牲自己，试图留住爸爸或妈妈，这个代价通常是孩子厌食、厌学、中断社交、玩游戏、上各种瘾、生病……而姐姐，才貌出众，却一直也因为爱，因为要拯救父母，被牵连、纠缠在原生家庭里，之前的段段亲密关系都失败。看清楚后面的动力真相，才明白，亲密关系的失败，并非只有遇人不淑这样的困难，看不见的隐形动力才是关键所在。这些孩子的爱与忠诚，都是盲目的，也是不会成功的。直至解除牵连、纠缠，大家各归其位，各负其责，只有这样，孩子才可以得到祝福和允许，成为自己成为爱，而孩子的改变，对父母也会有反向影响的效果，即使，父母并没有机会来到家排场域。

每一个来到安心正念系统排列场域里的案主，都是家族里那个最勇敢的人，因为，案主的一个移动，会带来全家族所有人的相应移动，而这个移动，又岂止影响整个家族，它会如涟漪般，扩散开来，触者皆有福。

祝福案主及整个家族！

愿所有生命无敌意，无危险，无身心之苦，愿你们幸福、健康、快乐！

（附赠"与父母和解，走向自己人生"的家排和解小音频）

与家族和解

亲人们的样貌，由你的心决定

国际排列老师马奥博说唯一能让人所向披靡、无法拒绝的就是：对别人发自内心的尊重。

2009 年年初，在马奥博老师的工作坊上，有个个案让我印象深刻，那个个案，代表用了十一人之多。那个个案，清晰地看出家族对一个人的影响有多深，案主在错综复杂的家族关系里似乎只想逃，但不管逃到哪里，他身上始终留着先辈们的东西，包括毒素一样的痛苦和秘密。

该个案后，马奥博老师讲了自己在美国排过的一个个案，他说，这个个案是为所有人排的。

当一个黑人案主把自己的十五个祖先排出来，用语言叙述他们的痛苦、悲惨生活、负面情绪时，这些代表无一不佝偻着腰，驼着背，无力感十足。

当案主突然从访谈席上站起来，主动谦恭地对着自己的祖先说"你们即使身为奴隶，但也活了下来，这真是生命的奇迹"，一半的代表挺直了腰。

案主接着说："你们的生命力和创造力真是不可思议。那样的条件下，你们也能谈恋爱，结婚生子，繁衍后代，让我们的家族和生命得以延续……"

这句话说完，全部代表都站直了身体，内心充满力量。

马奥博老师称这为"黑云综合征"，即用负面的痛苦、负担、悲惨等信息来叙述自己的祖先时，整个家族代表仿佛一团团拨不开、理不清、重重叠叠的黑云，而当我们用欣赏和感激之情来讲述他们，强调他们带给我们的正向影响和意义时，黑云中的光明便会透出亮来，家族代表也会重新充满生命力。

后来，在安心正念的场域里，我在陪伴与支持案主与家族和解时，也鼓励他们带着谦卑与尊重，来如实如是地看见自己的祖先，看见他们的勇气与坚韧。当我们面对下一代时，也要用这种欣赏和感激的方式来叙述我们的祖先，这样，孩子们才能真正找到家族归属感，而不再用共同承担痛苦的方式去连接。世界在你心中，我们的心决定我们看见的世界。

记得某一次安心正念导师班课程里，开梅同学用悲惨的语言描述她接触到的留守儿童群体，我立即加入这些留守儿童代表，他们都萎靡无力，兴致索然。当我邀请开梅再用客观公正的视角来看这些孩子们，肯定他们身上的强大生命力，即使父母长期不在，自己也能茁壮成长时，每个孩子的代表都变得生机蓬勃，活蹦乱跳。

一个成熟而健康、内在完整的人，务必是要跳出拯救者——加害者——受害者这个三角模式的。只有这样，充满希望的人生蓝图才会向我们展开。

而一个安心正念的排列师，必定要成为无拯救意图的中空管道。为道日损，无为而无不为。

没生儿子，就是对整个家族的背叛？

案主的议题是和女儿的关系。案主自诉感觉自己的家庭应该像万千家庭一样是个简单的三口之家，但却不知道为什么现在会出现这么多的冲突与矛盾，家庭成员之间的关系会这么紧张。

老师打断了案主的叙述，询问家族中是否存在重男轻女的传统，案主说是的。

案主的父亲有兄弟六人，其中只有案主的父亲生了案主兄弟二人，但由于之前案主的父母离婚了，案主的兄弟也随母亲改了姓氏，所以案主目前算是 × 姓家族中最后的男性后人，而案主现在只生养了一个女儿，虽然案主隐约感到家族对他在延续子嗣方面有所期待，但他并不希望去承担这个传宗接代的压力，他更愿意选择逃避整个 × 姓家族。

案主和妻子之间有过四个没有活下来的孩子，活下来的女儿是排行第三的孩子。

女儿和案主本人（以下称父亲）的代表进入场域。女儿和父亲快速拉开了距离，双方呈对角线站立，女儿显得很不情愿去直面父亲，犹豫了一会儿，最后选择用侧面朝向父亲。

四个没有活下来的孩子的代表加入场域，躺在场域的中央。女儿看了一眼没有活下来的兄弟姐妹的代表，继续选择用侧面朝向所有的代表。父亲看着这些孩子代表，觉得胸闷，像被梗住了一般。女儿也觉得胸口很闷，不想看见其他代表。

妈妈的代表也进入了场域。一家三口在场上形成一个三角形，把四个没有活下来的孩子代表框在中间。

　　妈妈的代表上场之后，女儿慢慢地转了过来，正面面对着母亲。父亲对伴侣的加入没有任何感觉，只想去看着所有的孩子们。母亲对在场的所有代表都没有特殊的感觉。女儿说妈妈上场以后感觉好了一些，至少现在自己终于有可以面对的人了。

　　案主本人加入场域替换了代表（父亲）的位置。只见他冲上前去，一把拽住了想要逃走的女儿的胳膊，想和女儿站在一起，谁知女儿奋力挣脱了父亲，快步走向母亲并和母亲并排站立。紧接着，父亲也走向母女二人，停留在母女二人的身后，用手臂将二人圈在了自己的胸口。现在，一家三口一起面对着地上躺着的四个孩子的代表。母亲觉得这样不错，女儿也感觉比刚才好了一些，但还是感觉到了来自背后的父亲的压力。父亲觉得现在很好，很完美。

　　×姓家族的命运代表进入了场域。父亲走到家族命运面前，带着漫不经心的态度感受了一阵，说："没有什么感觉，我才不搭理他。"家族命运代表的感受是觉得案主很可怜，自己有心去给他一些帮助，却又无能为力。妈妈和女儿的感受是，看到父亲这样不尊重家族命运时，觉得很难过。

　　老师引导案主跪在地上，以一个后代的身份，面向家族命运，对家族命运说："我是×家的后代，我是×××和×××的孩子，我叫×××，我是你们的一分子，我尊重这个家族的传承，我尊重每一位家族成员的命运，如果我活得跟你们不一样，请你们允许。"

　　当家族命运代表听到案主说想活得不一样时，他感觉很开心，并想让他活得更好一些。

　　老师继续引导案主说："如果我能把这个家族重男轻女的部分修改一下，如果我能把男孩女孩都看成平等的，请你们能够允许我。"家族命运代表点头允许了。

　　接着，案主带着一点不能自控的情绪告诉家族命运代表："我有一个女儿！我就有一个女儿！她活下来了，她也是这个×家的一分子！"说到这里，案主抽噎了起来："请你们接受她，她叫×××，她是我唯一的女儿，唯一活下来的女儿。我没有儿子，不是我的错，也不是我女儿的错！"话到此处，案主愈加激动，厉声朝家族命运代表吼叫："我不管！事实就是这样！我就只有这一个女儿，这不是任何人的错！她是我的孩子，她是×家的后代，这是事实，她值得被好好对待！"

家族命运代表的脸上带着对后人的心疼。他听完了案主激动的发言后，很平静地说出了他的感受：他觉得案主表达出来的根本就不是这个家族最本真的信念。他感觉这种错误的信念好像只是来源于这两三辈中少数的家族成员，导致案主错误地认为重男轻女是这个家族一直以来的传统。家族命运其实是很高兴他有一个女儿的。

案主父母的代表也加入了场域，站在家族命运的前方。在老师的引导下，案主向父母说："感谢你们生了我，我尊重你们相处的方式，那是你们的决定，我的家庭可以很幸福，我可以不离婚。我爱我女儿，我爱我妻子，我自己会过好的，这一点我可能跟你们不一样。我会比你们幸福，请你们允许我。"父母和家族命运代表都对案主表示祝福和允许。案主继续告诉父母："你们的婚姻虽然破裂了，可我还有我自己的家庭，我会过得好的，你们生了我就够了，其余的我可以自己去创造，我有这个能力。"

站在一旁目睹了全程的女儿和伴侣都感觉轻松了很多。

接着，老师引导案主去面对没有活下来的四个孩子代表："你们也是我的孩子，很遗憾没有把你们生下来，这是爸爸妈妈做的决定。在我的心里我都会为你们留下位置。你们有一个姐妹，她叫×××，她活下来了，我爱她和爱你们是一样多的，你们都是我的孩子。我爱你们。"然后案主转身告诉家族命运和自己的父母代表："我会多做一些好事去荣耀我们的家族，我尊重你们。"

母亲听完之后感觉很心疼，但也很相信案主能过得好，父亲也很相信他有能力得到自己想要的生活。

解开心结后的案主又走回伴侣和女儿身边，回到了自己的位置上，伴侣和女儿都表示现在很舒服，再也感觉不到压力了。

个案结束。

杨力虹老师点评

工作坊第一天，案主一家三口被请上来演示家庭成员序位时，女儿在右边，妈妈在中间，案主在左边，女儿和案主是错位的。第二天个案结束时，案主终于回到了自己的位置上，之后的父女互动里多了许多联结与亲昵。

重男轻女是以劳力取胜的时代产物，加上男尊女卑的传统文化影响，直到现在，女性被轻视的现象仍然存在。很高兴有这样开始觉醒的男性出现，他们有男女平等的信念后，首先会让自己的家人受益。看到一家三口其乐融融的幸福场景，工作坊的所有同学都感受颇深。是的，我们有改变的权利，不必始终盲从、愚忠，家族命运是由每一位家族成员共同创造的。

祝福案主一家幸福，心遂所愿！

与前任和解

前夫和现男友，亲密关系里的困局

案主坐在老师的身边，一脸的茫然与无助，她的议题是亲密关系。

离婚后，她带着两个孩子和前夫的姐姐一起住，因为要照顾孩子，孩子也比较黏人，她和男友在一起的时间相对较少，男友为此担心他们之间感情的稳固性，甚至有些怀疑她是否和前夫仍有牵扯。前夫也不放心她的选择与判断，担心他们的关系不长久，对孩子是伤害。她应该何去何从？

排列开始：

六个代表：前夫，男朋友，前夫的姐姐，两个孩子还有自己。

移动开始了，自己的代表毫不犹豫地走到男朋友的背后，抱着他，后退，想要远离这些纠缠。前夫的代表，一上来就抱着两个孩子，紧紧地护着他们，像母鸡护着小鸡，充满了爱。姑姑看着弟弟和孩子们，双手叉着腰，愤怒地摇着头，连声叹气。孩子们没有看向妈妈，感觉和妈妈没有太多连接，他们更喜欢被爸爸这样保护着。

在妈妈心里，亲密关系更加重要。爸爸很爱孩子们，但是心里却有点堵得慌，"不想看她，同时想跟孩子们更靠近一些。"姑姑在远处生气地指责："你们俩都结婚了，都有孩子了，这当父母的是什么态度？"这是一个在原生家庭中纠缠，把自己当成救火队员的姑姑，她为弟弟一家焦虑操心。

前夫未来伴侣的代表上场，前夫看着这位女性，带着两个孩子，走向了她，他们抱在一起，很和谐，很默契。

站在一边的姑姑觉得不妥，上前生气地想要拉走孩子，姐弟俩拉扯着，纠缠着。弟弟生气地对姐姐吼道："你去找你自己的生活！"姑姑所有的精力都扑在了原生家庭中，完全忽略了自己的小家庭。拉扯纠缠中，案主上场，替换自己的代表，带着男友代表一起走过来。前夫紧紧护着孩子和新的伴侣，梗着脖子，瞪着姐姐，警惕地后退，姑姑不肯放手，步步紧逼。老师邀请姑父的代表上来，姑父看着眼前的一切，无可奈何，又无计可施。前夫冲着姐夫大喊："你快管着点儿你媳妇。"姐夫尴尬无奈地笑着，去拉媳妇。"你是我姐，不是我妈！"弟弟对姐姐喊道。"你过来找我的时候，记住你的这句话了吗？"姐姐反唇相讥。

"我从来没找过你，我以后也不去找你！"

"你惹了一堆烂摊子的时候，找谁去了？早长大就不会这样子了！你以为我愿意替你操心啊，你出去就没人替你操心！"姐姐愤怒地回应，激烈争吵中，姐姐愤然地转身离去。

两个孩子如惊弓之鸟般躲在爸爸的怀里，虽然感觉被保护着很安全，但对他们的争吵很担心。

"你们爱姑姑吗？"

"还好。"

"想看妈妈一眼吗？"

"我有点想……"大女儿抬起眼睛，寻找着妈妈。

找到妈妈后的女儿伤心委屈地哭泣着，她抱着妈妈，另一只手又紧拽爸爸（前夫代表），她不愿意，害怕他们分开，她想到妈妈的怀里，又不舍得爸爸，她在两个大人的争夺与纠缠中，无助又痛苦。她放声大哭，除了哭泣，她无能为力。案主的男友和爸爸的未来伴侣也加入了这场争夺战，他们都觉得，只有自己这方能给孩子安全，能保护孩子。

"这是我的孩子，又不是你的孩子，你算什么呀？"前夫喊道。

男友闻言反击："那以前你干吗去了？"

又是一场激烈的争吵，孩子惊恐地大哭。

老师让两个孩子跪下，朝向父母："我接受你们已经分开的事实，就算你们有了新的选择，但你们仍然是我们的父母，唯一的父母。"

父母在老师的引导下对孩子说："就算我们选择分开，你们仍然是我们的孩子，请你们安心做孩子，我们大人的问题我们自己解决。我们都是爱你们的，这个爱永远不变，即使我们都有新的伴侣。我们的分开不是你们的错，这是我们大人自己的选择，爸爸妈妈都会继续照顾你们。"

孩子粗重地喘着气，哭得绝望，仍然不甘心，不放弃，她希望他们复合，不想他们分开。

妈妈也对孩子说："不管妈妈选择和谁在一起，妈妈对你的爱永远不会变。"

姑姑仍然在那边不停地指责，训导弟弟。

"姑姑经常会跳换角色，以为自己是他们的妈妈，以为自己可以替他们操心，这就是在原生家庭中纠缠比较多的女孩，心里充满着爱。不管怎样，你们都要谢谢她曾经的付出，感谢她代替你们俩照顾孩子，这不是她的责任义务。两个孩子也必须谢谢姑姑，谢谢她代替父母照顾你们。"

和解后，大家都觉得轻松，姑姑也放下这份不属于她的责任。姑姑退出弟弟一家的纠缠，回到了自己的位置，此时，她终于看见了她的伴侣，感觉挺愧疚的。是啊，这么多年，她都让他形单影只，有结婚证，却无实质上的伴侣，多孤独啊。

案主当初离婚时，与前夫协议孩子由两人共同照顾，个案中，则更清晰规定了二人照顾孩子的分工时间段，这样会更有操作性，也更清晰、明确，让孩子得到更好的照顾和陪伴。

离异的夫妻还有一个重要的和解。案主对前夫代表说："谢谢你曾经的陪伴，谢谢你为我做过的一切，请你理解我的局限，我也理解你的局限。关于分手，我承担属于我自己的这部分责任，也请你承担属于你的那部分责任。现在，我有了新的伴侣，请你祝福我，我也祝福你拥有自己的幸福。我接受我们已经分开的事实，我的心里永远都有你的位置，也请你为我留一个位置。"

过程中，案主潸然泪下，泪眼婆娑，悲伤难抑，男友很理解并给她支持，紧紧握着她的手。

前夫表示可以接受他俩在一起，但是心里仍有担心，觉得她好小，像他的孩子。案主抽噎着，内心翻腾。

前夫说："如果你有勇气把那句话说出来，我会安心的。"嗫嚅许久，她终于开口，轻轻地说："我会慢慢长大。"听到她真诚的表达，前夫感觉安心了一些。"妈妈会慢慢长大，请你们安心地做孩子。"案主对两个孩子说。小儿子说自己感觉不到妈妈的爱，觉得妈妈不在乎他。案主对孩子们说："在妈妈心里你们都是平等的，妈妈爱你们两个一样多。"孩子们感觉到了轻松。

男朋友觉得自己很单薄，没有力量，没有支持，看着孩子表示能接受。是的，力量来自拥有完整内在的人，他们都各自有自己的课题，需要面对，需要成长。

对于父亲新的伴侣，两个孩子表示可以接受，也有一些连接，因为新的伴侣很爱他们的爸爸，爱他的所有，当然也包括孩子。

个案结束。

❦ 杨力虹老师点评：

离婚、再婚家庭有非常复杂的序位，本个案里，还有案主前夫的姐姐参与。除了夫妻、伴侣、亲子关系外，还牵涉原生家庭里的姐弟序位。

于系统而言，每个人都必须有自己的位置。所以，多层次、多部分的和解都需要完成。比如离婚夫妻之间的和平，关于孩子们的妥善安排，新伴侣对前任伴侣以及前任伴侣所生孩子的尊重。只有这样，整体性、平衡性、序位性的系统原则才会被活出来，爱才会和谐流动，幸福才会重新到来。

即使你身处逆境，婚姻触礁，无法继续前行，也请不要迷失自己，丢了自己的平和与宁静，忘了自己的完整，记得我们是孩子力量的源泉，我们是孩子的精神向导！

给孩子最好的礼物永远是恩爱的父母，即使，我们选择离婚，也要保持对对方的尊重、感恩与祝福。

"无情"男人的背后

案主是一名中年男子，身着搭配考究的中式服装，为人彬彬有礼，温文尔雅，疏离的表情透露着若有若无的距离感。在活动现场，他经常双手交叉，很少与人主动互动。

老师问："谁有议题？"

他举起手，老师点到他，他起身，缓步坐到老师旁边。他的议题是婚姻。

"你一共有几段婚姻？"

"两段，现任妻子也在场。"

老师问："需要现任妻子回避吗？"答："不需要。"

"有几个前女友？"

案主低下头，费力地思考良久："只有一个。"

"好，那你把前女友、前妻、现任妻子的代表请上来。"

"我还有一个新女朋友。"

在众人与妻子前如此坦诚，不禁让人敬佩他的勇气。老师请他把新女友的代表也请上来。

邀请的过程也相对比其他人漫长，尤其是在选择前女友代表时，他略带惭愧地说："都已经不太记得她长什么样子了。"

案主生命中很重要的四位女人的代表来到场域中，案主一上场，前妻就紧紧盯着他，两个人对视很久。前妻背后像是有一股推动力量，推动前妻靠近案主。渐渐地，前妻的情绪越来越激动，她急促地喘气，胸中仿佛万千情绪涌过，开始放声大哭……前妻的反应如此激烈，让案主有些不知所措，他稍稍地转了转身体，向远离前妻的方向走去。前妻眼看没有得到回应，哭得愈发凶了。但是她并没有放弃，她追逐着案主的脚步，站在他背后，试图吸引他的注意，但令人沮丧的是，案主始终木讷地站着，没有给声嘶力竭的前妻一点眼神上的安抚。前妻大口喘着气，悲愤交加，哭得撕心裂肺，跪倒在地，最后无力地瘫软在地上。案主更加僵硬，只会木讷地站着，不知内在涌过怎样的情绪和苦楚，因为麻木也是一种冻结反应。

老师问："你和前妻有没有孩子？"案主回答有一个孩子。

"有没有堕胎的孩子？"

"两个堕胎的孩子。"

"和现任妻子呢？"

"有两个孩子，堕掉了三个孩子。"

"和现在的女朋友呢？"

"堕掉了一个孩子。"

"所以前前后后，一共有九个孩子。"

随后，九个孩子的代表上场。场上出现了四大阵营，前妻带着三个孩子坐在地上，现任妻子带着五个孩子站在一侧，现任女友带着一个孩子站在另一侧，前女友一个人独自站着。而在这十三个人里，没有任何一人主动靠近案主，案主四下环视，也迷茫着不知落脚何处。

案主看了看新女友的方向，想往新女友的方向移动。当他走过去的时候，新女友后面的孩子马上惊慌地移开了，新女朋友也缓缓地向后退去，远离他。

心灰意冷的案主试图去拉扯其他孩子，可是其他孩子也都像躲瘟疫一样躲开了。

现任妻子的两个孩子中的其中一个走上前去，紧紧拽住案主的胳膊，把他扯向场域之外。他尽力不被扯出去，可是双眼望去，一片混乱，焦头烂额的他不知道如何处理如此纷繁复杂的关系，只能四处碰壁。突然，躺在地上的一个孩子笑出声来。孩子说："爸爸活得越不好，越混乱，我就越能感觉到一股报复的开心。"

现任妻子痛苦地哭泣，似乎让案主产生了内疚之情。案主紧紧地抱了抱现任妻子的孩子。但是当他再次松开孩子的时候，眼睛所望之处，皆为散乱一地的亲人，他无法坐视不管，等他尝试去其他阵营，现任妻子的孩子就用力地把他拖到一边去。

在一片混乱中，案主的母亲代表被请了上来。妈妈的目光深深地注视着儿子，儿子却没有任何回应，哪怕是一个眼神交流都没有，很久很久，母亲近乎绝望地流着泪，转过了头。老师引导案主变小，跪在母亲面前，他双膝跪地，并且做了一个标准的磕头姿势，这貌似充满尊敬的动作却更使得母亲泪流满面。只有仪式，却没有任何情感和连接，母亲的心被掏空似的疼，可也舍不得对儿子说一句重话，只是泪如雨下，哀莫大于心死。

老师继续引导着他："如果有下一个移动发生，会是什么？"

他快步地走向母亲，母亲流着泪，后退着摆摆手，不想他靠近。没有情感的移动，对母亲来说只是逼迫。案主再次跪下，双手合十，放在额头处。但仍停留在表面的仪式化动作，这不能带来任何改变。

母子连心，儿子内心的情感母亲再清楚不过了。此刻，仪式没有感情，在儿子麻木的心中，如果没有升起对母亲真正的尊重和爱，母亲也无法向他靠近，来满足他头脑里的幻想。

老师引导案主趴在地上，完全地臣服于母亲，像一个婴儿般，触摸着母亲的双脚。当他做出这样一个完全臣服的姿势时，他所有的女人和孩子们都走到一边，静静观看着，再也没有人哭闹，也没有人躲避，在这一刻，世界安静了。

母亲的脸上充满了悲戚。不知何时，她的儿子把自己包裹得如此严实而生硬，而当孩子趴在地上，像一个刚出生的婴儿一般，母亲再也无法控制自己的情绪，母爱在儿子臣服这一刻如泉水般涌来，也轻轻唤醒了孩子内心对母亲的爱。

他慢慢起来，躺在了母亲的怀里，感受到母亲的心跳。老师引导他把自己的感觉打开，一点点，感受来自母亲的温暖。"你经由这个女人来到人间，你曾经在她的身体里待过十个月，她给了你无尽的爱，给了你生命，感受一下来自母亲的温度。"

母亲用双手抚摸儿子的后背，此刻，他再也不是外界所赋予的任何社会角色，此刻，他只是一个孩子，一个有血有肉、有情绪、有感受，一个需要爱，同时想要得到妈妈安慰的孩子。母亲的头贴在儿子的耳边，两个人相互依偎着，这一段美好的母子情深画面深深地感染着所有人，妻子们、女朋友们和孩子们静静看着，在这一刻，真实的连接发生了。

当案主起身，望着母亲的眼睛，感受到来自母亲的爱。他再一次主动投入到母亲的怀抱里，他说："我太累了。"是啊，只有在这个怀抱里才能找回完整，才能让无处安放的心停歇，此刻，时间也似乎静止了。

与母亲和解后，案主站起来跟妈妈告别："我要开始我的人生了。"妈妈无比开心地看着他，他脸色红润泛着光泽，仿佛刚出生的婴儿般。在这里得到了妈妈足够的温暖、爱和祝福之后，他有勇气也有动力去看这个世界，再去面对所有的关系。

这个男人的"重生"带给了所有人希望，而真实的困难又再一次显现。

他来到第一任女朋友这里，这是一个快要被他遗忘的女朋友，他甚至都不记得她长什么样子，而且在场域里只有她孤苦无依，一个人站立。

要想后来的亲密关系顺利，第一任女朋友便是和平的源头。

前女友对他的靠近仍有些拒绝，虽然没了之前浑身发冷以及强烈的抗拒情绪，但仍觉得他不够真诚。

案主对此关系无法释怀，也不愿和解。案主感觉曾经没有被坦诚相待。前女友既伤心又委屈，无法遏制地愤怒了，她也拒绝没有诚意的沟通。

老师在此喊停，宣布个案结束。

🌱 杨力虹老师点评：

这是一个身陷复杂情网里的男人。有时候，一个男人频繁地在女人处找慰藉，真正想找的是：妈妈。

案主在面对前女友时，还没有完全准备好。就如破茧成蝶的过程，如果蝴蝶还没有准备好破茧，我们强硬地剪开茧壳，那对其来说是致命的伤害。我尊重每一位学员的生命节奏，不为某一个特定的大团圆结果而人为地打断学员的成长节奏，也不会安排所谓"更好"的成长过程。

第一任女友内在仍有愤怒、委屈和嗔恨，案主后来的两性关系也会受到影响。如果未能在亲密关系里和解，无论案主找多少女人，都没有办法得到内心真正的平和。加上那些孩子们，逝去的或者活着的，对于活着的孩子来说，潜意识里他们会害怕自己的生命也会被夺走。作为父母，需要真正地看见那些没能活下来的孩子，在心里为他们留下位置。

个案里，案主已经联结来自母亲的力量，内心会生出更多的爱、尊重、理解和柔软，而和前女友的和解也许会有水到渠成的一天。和解需要柔软的心，带着爱把被排斥的人真正放在心里，如其所是，和解才会发生。

　　祝福案主及所有与他有情感联结的女人们、孩子们，也祝福案主的家族！

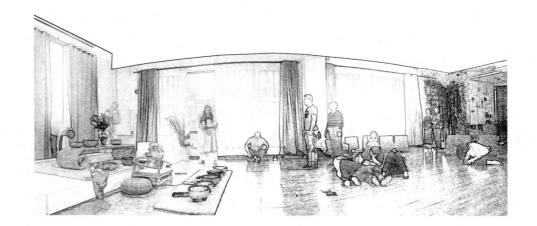

与伴侣和解

女人能救男人吗?

女人能救男人吗?

答案当然是：不能。

许多女人在亲密关系里，经常重复着这样的拯救模式，试图去救起一个永远也长不大的孩子，或者，一个边缘型人格者，一个落魄失意者……越来越多的"妈宝男"给有拯救情结的"女汉子"们提供了机会。结果大多会是女人越救，对方就沉沦得越深。就像电影中的春娇与志明一样，春娇面对的是一个永远长不大的男人，关系里的纠缠、牵连，剪不断、理还乱。这样相互拖累无望的关系，不能给对方真正的滋养，女人成为现实感满负荷的"妈"，男人却依然是玩兴正浓的"孩子"。好多人选择在这样的关系里苟延残喘，感受犹如鸡肋：食之无味，弃之可惜。更重要的原因也许是：孤独是比纠缠更可怕的境遇。

有些"孩子"也会出去找别的玩伴，毕竟，激情与性爱游戏只有同辈人才可能发生、沉迷，鲜有人可以与"妈"发展出激情四溢的亲密。

为什么有那么多的女人要救男人呢?

因为，要证明自己是有价值、有能力的，值得被看见、被认同、被尊重的。这些需要被证明的渴望多半来自童年创伤，自卑、匮乏、不配得的低价值感。有些情况下，这份拯救情结源自对"拯救父母"的渴望与僭越。在家排场域里，会经常看见这样的个案。事实上，通常有"拯救情结"的女人，内在仍然是一个没有长大的孩子，她天真地以为自己付出时间、精力、金钱……就可以让对方长大，成为自己的理想伴侣。如果没有觉知，没有对自己的内观智慧，不能看见这一切的发生都源于自己内在无法满足的部分被投射到伴侣身上，那么，当男人成为自己期望的那个"长大"的样子时，也就是他们关系终结之时，她还会把这些外化的投射转移到下一个伴侣身上。靠别人来填补自己内在的坑洞，是行不通的，一个连自己都无法接受，无法与自己相爱的人，如何可以去真正地爱别人？犹如两个身陷沼泽地的人，如何可能救起对方？除非，其中一个先站到岸上。

去看见拯救背后隐藏着的深深渴望与期待吧。真正的爱是满溢出来的部分，是无条件的，而非端着一只空碗，上而贴着爱心标签，递给对方说：来，我给你。其实，这样做时，我们是在要。我的一位朋友说，这不是爱，是贪。我想说，拯救，也不是拯救，而是在求认可。

亲密关系里，最重要的是整体、序位、平衡原则。而在女人救男人的关系里，通常有错位、失衡发生。随之而来的，很可能会有第三者出现，打破整体原则。亲密关系有四个面向：友情、激情、亲情、爱情。拯救版亲密关系里，通常易发展出亲情、友情，鲜少爱情、激情。就算这样，许多人仍选择留在空虚无爱的关系里，毕竟，他们需要一个名义上的完整。

海灵格老师就亲密关系，有一个很著名的论点：女人跟随男人，男人为女人服务。这就是一个序位的确立，也是一个亲密关系的良性互动与联结。当女人抱着拯救对方的意愿进入关系时，女人就已经无法跟随男人了。只有当女人真正接受自己是不同于男人的存在，有许多异于男人的特点时，才有与男人相爱的希望。正因为我们不同，彼此之间才有吸引力，才有爱的冲动与激情。

当然，最终，所有的关系都是由伴侣双方自己决定的，最和谐的关系永远不过是一个愿打，一个愿挨。

对于关系模式，无论你做出什么样的选择与决定，我都尊重。

同时，祝你在关系里，和谐、顺畅、流动、联结，如你所愿！

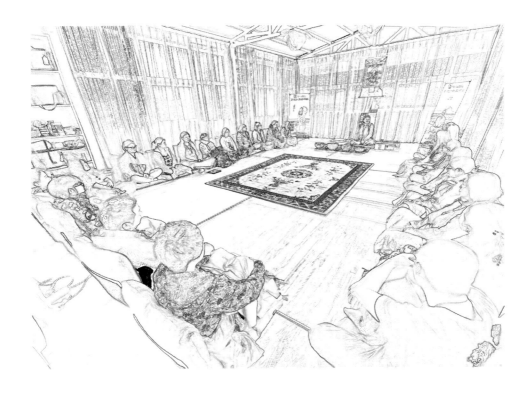

丈夫出轨，她才重归妻子之位

案主还未坐到个案席上，早已泪流满面。

老师温柔地问："眼泪为谁而流？"

案主答："为自己！"

案主和丈夫结婚十六年有余。不论在双方的家族还是单位的同事眼里，丈夫都是很正派、很正直的人。直到今年六月，案主才发现丈夫出轨已经有将近两年的时间了。伤心的案主提出离婚，丈夫却坚持不离。

老师让案主在现场邀请两位代表，一位代表案主自己，一位代表丈夫。

夫妻二人一上场，丈夫就看向妻子的方向，但是妻子微微低着头，慢慢走向场外，完全没有看过丈夫一眼，最后，在场域外的一个角落站定。

这时，老师加了一个代表上场，让她按照自己的身体感觉找位置。

第三位代表一上场，就吸引了案主的目光，案主开始看向场域，并慢慢走回场域。

第三位代表同时也吸引了丈夫的注意力，但是丈夫没有移动，只是目光跟随着她。

第三位代表在丈夫身旁慢慢地转了一个圈。丈夫的目光在跟随第三位代表的过程中，再次锁定自己的妻子，并面对自己妻子的方向，站定。

老师问案主："你看明白了吗？只有这个人（第三者）出现，你才会把目光移到老公身上，重新投入到这个场域里，否则，你会跑得很远。有时候，所谓的婚外恋、第三者、出轨，根本是来唤醒我们的。"

老师让案主本人上场，和自己的代表站在一起。

丈夫看着伤心哭泣的妻子（案主本人），开始走向案主，并用右手轻抚案主的背，想要安慰她，可是并没有什么用。案主继续哭着说："我对你太失望了！"

听到妻子这么说自己，丈夫转身，回到了一边，背对着妻子。

案主悲痛欲绝地哭诉，陷入一个孩子的状态："你为了你的事业，连家都不管！这么多年的两地生活，都是我跟孩子在北京，我们是怎么过的！呜呜……你怎么可以这样？！呜呜……你怎么可以这样！你还说你跟她在一起是为了事业，啊？！"

当案主质问丈夫的时候，案主自己的代表则重新躲到了场域外的角落。

丈夫说："我知道你很辛苦，但你没必要总以'辛苦'来压倒我，让我内疚！"

老师引导孩子态的案主："好好地看看他（丈夫），睁开眼睛，真正地看见他。"

"我觉得你应该理解我所做的，我真的，挺不容易的。"案主边说，边往丈夫的方向移动。

老师引导："跟他说，我很害怕。"

"其实，我不害怕！"

老师说："我不害怕，那你（丈夫）走吧！"

案主说："你走我也不害怕，但是你不应该背叛我！你外面有人，你为什么不走啊？！你就是怕你的事业受阻！"

丈夫回应说："你说的这些，我觉得很可笑。"

"老说可笑！老说可笑！"案主依然用内在的小女孩应对着。

当案主假装强大的时候，自己的代表已经没有力量站立，而是坐在地上。

老师问丈夫："你感觉跟她（第三者）有连接吗？"

"刚开始她上来的时候，有点新鲜感，但是也就那样吧，也没什么强烈的感觉。当她（案主）上场了之后，想给她一些安慰，但是她把我推开了，那就算了，推开就推开吧。后来她跟我说自己多辛苦，多累，多可怜。对呀！你是很辛苦，很累，很可怜！但是我都知道呀！你没必要一直强调这个，越强调这个，我就越觉得烦。"

"有离开的愿望吗？"

"没有离开的想法，我不想离开，因为外面也没有太吸引我的东西。她（案主）挺吸引我的，但是吧，她这种情绪状态让我很不舒服。"

"对她说对不起。"老师指导着丈夫的代表。

"对不起！"

案主嫌弃丈夫说得不够诚恳。

"你这么多年，很辛苦，其实我都看得到。我可能没有对你做出什么表现，真的对不起！我伤害了你！谢谢你为这个家这么多年的付出！谢谢你！"

丈夫说完，案主终于感觉得到了丈夫诚恳的道歉，她哭着扑进丈夫的怀里，朝着丈夫的后背就是几拳，丈夫紧紧地抱着妻子。此时，坐在角落里的自己的代表也终于有了站起来的力量。第三者代表看到这一幕，觉得一切跟自己都没什么关系了，默默地退回到自己的座位上。她说，起先还会有点期待，但看到丈夫代表一直在逃避面对这件事的时候，非常失望，也不再期待了。

案主在丈夫的怀里哭着说："其实我挺爱你的，但是我不能接受你伤害我！"

丈夫说："我想带她（妻子）出去玩，我觉得她就是那种很需要被保护的一个人，这真的是一下子激发了我的保护欲。"

最后，案主向丈夫鞠了一躬："谢谢你！我知道你也为这个家做了很多贡献。"

丈夫说："我很爱你！就像看到的一张图片，两人吵着架，但老公依然为老婆打着伞，吵归吵，但伞依然要为老婆举着，我们就是这种感觉。"

案主听完，幸福地靠在丈夫代表肩上。

个案结束。

❧ 杨力虹老师点评：

案主事后分享："现实情况跟场域中呈现的是一模一样。我第一次知道的时候，他跟我道歉，向我坦白，但是我真的不能接受，我用家里的登山棍打他，他只是护着头说：'别打头，随便打，你怎么发泄，怎么打都行，就是别伤害你自己。'我疯了似的打他，我说今天我把你打死，我也不活了。真的，登山棍都打断了。第二天，我看着他身上的淤青，之前，我会心疼得不得了，但是后来我一狠心：'你活该！本来就该打死你！'"

亲密关系与所有关系一样，都需要平衡。伤害同样如此，出轨发生后，如果未出轨的一方隐忍，强压，假扮"圣母圣父"，出轨的一方便失去了弥补和平衡的机会，这样的失衡，对婚姻反而是有害的，这会让出轨方深怀内疚，也许，最终会走向离别。案主这样孩子似的发泄，从某种意义上，反而让婚姻危机找到了一个平衡的机会。

同时，应该看见，案主内在的小女孩，其实是很害怕被抛弃的，即使有时候嘴硬。很多时候，一言不合就以"离婚"威胁对方的人，也只是为了测试对方是否真的在乎自己，自己是不是最重要的那个人。婚姻，只有成年人才搞得定！抛开道德评判，只从爱的层面看，有时，我们真应该感谢第三者。这个第三者起什么作用呢？只有她的出现才可以让她（案主）看到这个场域。之前案主是离开的，是背道而驰的，还是一个内在只有五岁的小女孩，还在原生家庭里纠缠着。很多人的出轨，都是为了唤醒自己的伴侣回到自己身边，都在说，请你回来看看我，我是你的伴侣，请你看到我。因为有第三者的出现，她才会重新看到这个场域。如果自己不长大、不醒来的话，外境、外人便会以"伤害"的方式帮助你、提醒你。

在案主正在场域里和解时，手机有好几通未接电话，全是老公给她打的。她说，这段时间，她老公已经在着手准备护照，想带她出去玩，和家排现场代表的话语与行为一模一样。

祝福这对夫妻！祝福这个家庭、家族！

成为"谁的谁"，必先要成为自己

"你的议题是什么？"

"我的婚姻。我和老公在一起已经十年了，我老公有暴力倾向，时常让我感觉很恐惧，老公却老说我看不见他，后来他出轨了，这让我觉得很痛苦。"

"你们有孩子吗？"

"有一个八岁的儿子。"

老公和孩子的代表被请了上来。三人占据空间里的三点，形成三足鼎立的阵势。案主瞟了一眼老公，再看看孩子，都没有强烈的吸引力。孩子看看妈妈，接着低下头开始原地打转。老公看看老婆和孩子，走过去站在他们中间的位置。三个人形成一条直线，彼此之间相隔一米左右的距离。

父母都不是自己能够停歇的港湾，孩子感觉迷茫和徘徊，他无处容身，无依无靠。看到妈妈始终没有强烈的意愿靠近孩子，爸爸有一些失落与气愤，他双手握拳，走向儿子，儿子站在爸爸身后。

爸爸和儿子没有放弃，有意向案主靠近，案主像惊弓之鸟般逃开了，直到确定与他们保持较远的距离才安心停下来。

本为一家人，却分裂成两个阵营，无法团圆。儿子躲在爸爸身后，偷偷看着妈妈，突然，在爸爸不注意之时，一个箭步跑向妈妈，躲在妈妈的身后。妈妈似乎受到了惊吓，她快速走开，把孩子留在原地。爸爸带着对案主的愤怒走向孩子，孩子似乎也不想和爸爸在一起。三个人再次形成三足鼎立的分裂状态。

案主尝试着走向孩子，走了一半却又折了回来："我感觉孩子看不见我。"

活在自己幻想世界里的妈妈，看不到孩子的真正需求，也无法给予孩子真实的爱。

孩子的爷爷奶奶的代表被请了上来。爷爷一上场就威武地站立着，居高临下地看着爸爸。奶奶一上场，爸爸就站在了奶奶的右侧，充当奶奶的伴侣。奶奶并未停留，她走到一边，原地打转，爷爷奶奶和爸爸一家人形成了三足鼎立的分裂局面，和案主家庭的场景如出一辙。

孩子的外公外婆的代表也被请了上来，外婆一看到案主立刻上前抱住她。孩子在四散的众多亲人里寻找着，最后走到奶奶身边。奶奶看到他，一把抱住孩子，给孩子支持和温暖。孩子感觉奶奶很像妈妈，而奶奶也愿意尽心地照顾孙子。

爸爸向爷爷的方向移动，爷爷却离开了场域，看得出，爸爸和爷爷之间一直缺乏联结。

在父母这里得到了温暖和力量的案主，鼓起勇气对老公说："谢谢你这十年给我的陪伴，谢谢你曾经给我的一切，如果我忽视了你，我很抱歉。"

案主闭着眼睛，伤心哭泣着，喃喃自语道："我很害怕，我很恐惧，我也很累。我没有办法给你完整的家庭。"

老公攥紧拳头，他认为老婆这是为不想照顾孩子而编造的借口。

奶奶走到一边坐下，不再理会场域里发生的一切。孩子重新回来，躲在爸爸身后，眼神都在奶奶身上，远处的妈妈让他感觉很陌生。

老师引导案主对孩子说："我是你的妈妈，你是我的儿子，我是大的，你是小的。我和你爸爸的关系是我们大人的事情，我们会搞定的，跟你没有关系，请你安心做孩子。我们都爱你。"

爸爸有意想把孩子推向妈妈的方向，可是孩子并不愿意。

爸爸也对儿子说了同样的话，儿子再次靠向爸爸："我不愿意跟妈妈。我觉得妈妈太像小孩了，我怕她照顾不好我，跟着爸爸比较安全。"爸爸也感觉能够照顾好儿子。

奶奶放心地躺在地上，感觉可以离开了。

"我现在真正看见你了。"案主说出这句话，并且向前朝着老公移动了一步。可是老公和孩子不希望案主再靠近。孩子甚至不希望父母重新在一起。

带着愤怒，老公离开了场域，留下孩子和案主。看到孩子孤单无助地跪在地上，案主径直走到孩子身边，坐在孩子的左侧。这是一个孩子的位置，孩子则站在了父母的位置。

当父母不长大，孩子就会成为父母的父母。

案主的母亲恨铁不成钢，她期待案主能够赶快长大，承担一个做母亲的责任，而不是像此刻这般没有担当。

案主站起来，她耿耿于怀于老公的原生家庭，她主动表示想要跟爷爷沟通。老师一语点破："你的现状和爷爷奶奶姥姥姥爷都没有很大的关系，他们已经是背景声音，你们现在的家庭是优先的。"爷爷表示跟自己没有关系，希望她过好自己的生活。

案主此刻将内心的话全部倒出："我在这个家里面一直承担着传宗接代的任务，要生儿子，并且要照顾好孩子，可是我觉得累，我希望成为我自己。"

案主母亲听到这一番"不负责任"的话，十分愤怒，她直接走过去把孩子抢了过来，放在自己的身后，甚至伸出手想要打醒女儿。

老师引导案主说："我是孩子的妈妈，我可以照顾好孩子，我可以像一个大人一样去照顾他。让我自己来照顾他。"

可是案主母亲并不信服，愤愤地扭过身去不再看她。儿子也回到了爸爸的身边。

案主走上前一步，老公一直攥拳，指甲深深嵌到手掌里面。他的右半部分身体僵硬无比，无法移动，只能靠左腿稍稍向前移动一些。这个隐忍的男人，一直压抑着自己的愤怒。

老师引导案主与父母代表、老公代表和解。之后，场上的氛围轻松了下来。

老师问案主："感觉一下你现在多大？"

"二十五岁。"

"你今年实际多大？"

"三十九岁。"

"我现在不想做谁的谁，我只想做我自己。"

如此坚定的宣言，终于得到了全家人统一的认可。

老师引导案主重新自我介绍一下，以全新的面貌开始人生。

"大家好，我是×××，我很想做我自己，我不想做谁的谁，我之前感觉太累了。"

孩子、老公、案主的父母，这些代表集体站在一起，都对她表示支持，希望她可以找到自己的方向。我们也祝福案主能够寻找到真实的自己，开始崭新的人生。

❦ 杨力虹老师点评：

当一个人丢掉最根本的自己时，就会如同"空心人"般空虚迷茫地活着，在每个角色里，都无法与自己联结。正如这个个案里呈现的一样，丈夫感受不到妻子，孩子联结不上母亲，而案主自己也无法与真实的自己相认。

如果我们停留在丈夫行为的表面，出轨、家暴……那案主完全有资格成为一个坐地指责、抱怨、声讨的受害者。可是，家排不是道德法庭，它只朝向有序、和谐的爱移动。而场域里的真相呈现出来，案主必须为自己的命运负全责，每个人都一样，都是自己命运的主人。

案主为自己的人生做的新选择，相信于她，于家庭，于家族，都是一个崭新的生命蓝图。我们成为"谁的谁"的前提条件是：成为自己。

祝福案主及其家庭、家族！

原配和第三者的和解之路

"你的议题是？"

"两性关系。"

"最长的一段关系维持了多久？"

"十六年。"

"你现在在关系里面吗？"

"现在已经结束这段关系四年了。"

"这四年中你有新的关系吗？"

"有的，现在有一个男朋友，在一起一年了，还没有结婚。"

男朋友的代表被邀请了上来，两个人隔着一米多远的距离，相互对视着。男友身体不由自主地前后摇晃。案主双手紧紧攥拳，向男友的方向移动一步。她准备迈第二步的时候，右脚上前，左脚却僵在原地。男友仍然处在前后晃荡中，无法靠近案主，也无法退后。

老师提问："男朋友有前段关系吗？"

"有的。"

"离婚还是婚内？"

"在婚姻内，但是已经分居。"

男人法律意义上的妻子代表上场。

妻子一上场，就紧紧盯着男人，慢慢靠近男人，最后站在男人的背后。男人看到妻子上场后，感觉浑身很冷，向案主方向移动了两步，案主见状，脸上浮现一丝恐惧的表情。

妻子开始哭泣，声音越来越大，哭得越来越凶，男人转过身来，一把抱住妻子，双手抚摸妻子后背，企图安慰妻子。

在这一刻，案主一直紧紧攥住的双手松开了，并且连续地向后退，一步，两步，三步。

"你的感觉如何？"老师问案主。

"心里感觉堵得慌。"

妻子逐渐平复下来，看着案主，案主也注视着妻子，两个女人持续对视。男人看看自己的女朋友，再看看自己的妻子，感觉都与自己没有太多关系，他向后退，退到一侧。

案主父亲的代表被邀请上来。

父亲走向案主，站在案主的右侧，这是一个男性配偶的位置。父亲看着案主，案主没有回应，父亲转到案主面前，继续看着案主。

老师引导案主对父亲说："在这个世界上没有你的复制品，爸爸。"

爸爸肩头抖动了一下。

"爸爸，我再也找不到和你一样的人。"

听到这些话，男人开始不由自主地向远处移动。

"爸爸，如果我找到一个和你完全不同的伴侣，请你允许我，祝福我。"

爸爸点头表示允许和祝福。

新的可能性的代表被邀请上来。新可能的代表看见案主后很兴奋，忍不住张开双手，做出邀请的姿势，鼓励案主上前。看到案主无动于衷，新可能的代表迫不及待地走向案主，案主紧张地往后退了两步。

老师问案主："你看到他了吗？你对他有好感吗？"

案主羞涩地点点头："有好感，但是没有那么亲密。"

老师再次引导案主转过身面对男友的妻子："如果你可以做到的话，对她说一声对不起。"

案主没有犹豫，走上前，恭敬地鞠了一个九十度的躬，带着愧疚的哭腔说"对不起"，情绪似乎有了出口，案主开始号啕大哭，男友的妻子也忍不住哭泣。

新可能的代表说，刚开始他对她（案主）有一点性冲动，忍不住想去靠近她，可是没有一点爱的感觉。当她向男友妻子道歉的时候，感觉和自己没什么关系了。

老师引导妻子面对案主说出"这是我的男人"。妻子带着恨意和愤怒，一字一顿地说"这是我的男人"。

"想和解吗？"老师问妻子。

"不想。"

妻子甩甩手："我的两个手太麻了，动不了了。"

在整个和解的过程中，男人始终背对。"你爱这两个女人吗？"老师问男人。"都不爱，哪个更可怜，更需要我，我暂时会在哪里停留。"

在场域另一侧，案主保持鞠躬的姿势，膝盖弯曲着快要贴到地面，以最大的诚意来表现她的歉意。

"你现在可以原谅她吗？"老师问妻子。

案主缓缓地起身，眼里布满泪水，两人久久地对视，两个女人之间的冲突，这一刻以一种特别的方式化解了。

"还有仇恨吗？"

"没有了。"

案主和妻子相拥而泣。

"这是两个女人之间的斗争，跟我没关系。"男人回头看见二人和解后说。

老师引导案主："看看远方，假如在你面前有一条通往未来的路，感受一下那是宽广的路还是狭窄的小路？"

"狭窄的小路。"

"再往前走，你会更清晰地看见那条路，你看看那条路，也许你还会看到自己梳什么样的头发，穿什么样的衣服，有怎样的心情。感觉下自己的身边有人陪伴吗？你熟悉吗？"

"有人陪伴，不熟悉。"案主带着憧憬的声音。

"记住他的眼睛，也许有一天你会和他相遇，会认识他的。"

案主带着轻松的心情，结束了个案。

❧ 杨力虹老师点评：

原配与第三者之争，在当今中国社会里越来越多地出现。而在家排场域里才能看见关系的真实状况，以及后面的真实动力。女人们到底爱着一个什么样的人？在场域里会呈现得一清二楚，他的所思所想所感会非常清晰地传达给案主。这个个案里的男友，也许还在自己的家族命运里纠缠着，他其实还没有能力去爱。而女性呢，也并非一定是为所谓的爱而战，有时争夺的只是一个名分，因为名分，可以带给自己安全感。

害怕孤单，是许多人进入关系的动力，而这其中，却并不一定有爱的成分，或者，只是自以为的爱。在爱的幌子下，更容易说服自己去迎战困难，而很多人，也只是着迷于"抢夺"的过程，而非结果，毕竟，动物本能的竞争性，加上我们从小在竞争教育中长大，每日传来不同竞争对手的"战况"，会让竞争者激情倍增，充满斗志。

关系中的女性，表面上撕扯、嫉妒、斗争、抢夺，而更深的女性集体潜意识里，她们身处不同角色，却经常是"并肩作战"，一致对付男性的。虽然在头脑层面匪夷所思，在家排场域里却时有所见。

祝福所有活在爱别离、求不得之苦中的女性，可以生起更多的智慧，愿我们情执松动，关系和美，人生自由！

与孩子和解

颠倒的世界里替父母承受的孩子们

在十三年的家排工作坊场域里，我见过太多被无力感包裹着的父母，以及他们那些充满了爱的孩子。孩子们最强大的动力来自拯救父母，当然，一旦他们走上内在整合成长之路，便可能放下拯救意愿，用自己的改变来唤醒父母。而这些父母们呢，亟待长大，真正需要治疗的是自己的内在分裂。这些父母在各种关系里都陷于僵局，当然，他们的僵局又总是来自与自己的父母、家族联结中断，无法尊重、和解。在场上，我曾经不止一次地看到这样的呈现：孩子们处于各种艰困的家庭里，父母双全，却如孤儿，因为父母完全陷于自己原生家庭的错位纠缠里，根本没有与孩子对视过，甚至从没看见过孩子。父母一方缺位，孩子们主动冲上去，小肩膀扛起不属于自己的命运重担，成为缺位者的替代品，成为父母一方的情绪配偶。父母离婚后，孩子们陷于两难境地，无处依靠，无法安心。父亲不想留在家中，孩子便厌学、暴食。父系家族联结中断，孩子便用酒瘾、烟瘾、网瘾来寻找联结……孩子的抑郁、疯狂、自杀、生病、堕胎、离婚、上瘾、同性恋……都只不过是对父母的爱与忠诚（盲目的）。代代相传的都是（盲目的）爱与忠诚，就算行为表面是抗拒、冲突、排斥。父母有问题，孩子来承受，何其颠倒！如今满车满街满屋都是拿着手机，疯狂刷屏的父母，满满的焦虑、恐惧、不安溢于脸上，三分钟不看一下手机，便担心错过全世界，这才是最极致的网瘾，在批判孩子之前，请先看看自己。

虽然懵懂、无明，但既然已经身为父母，就去看见自己的内在虚弱，承认如影随形、挥之不去的无力感吧。掌控安排，刻意伤害孩子，你们的无力感只会加重，内心对孩子的愧疚也无法减少，整合、疗愈自己才是找回自信、活得有力的唯一道路。这条路，身为一个叛逆、对抗、抽烟、初二便弃学的孩子的母亲，我走过，且深深知道，对抗、惩治、高压、焦虑……是毫无用处的，直到走上这条自我整合、疗愈之路，走在这条路上，脱离自己"受害"的旧剧情时，我才真正从心里看见了孩子，而之前，她不过是我与前夫争输赢、比高低，伤害对方的砝码与工具。

放过孩子吧，他们都是天使，他们的种种反常行为，无一不是为了提醒我们面对自己，面对亲密关系，面对自己的原生家庭及家族。

孩子绝不是为了折磨我们而来，当然，他们也绝不是替罪羊，不是为了我们的痛苦有出处，需要被折磨而来。他们与我们一样，都希望离苦得乐。在绝望中，他们叫出的"父母是祸害"，这难道不是我们人生失意、关系惨败的证据吗？他们的一声声呼喊，都是发自心底的唤醒与渴望，父母是时候回归自心了，搞清楚自己，疗愈、整合身心，才可能真正读懂孩子。

颠倒的世界里，如果醒来，如果可以在序位里去爱，去联结，还是有机会有和谐的亲子关系、亲密关系，过幸福的家庭生活，享天伦之乐的。

愿你们善待自己及伴侣，真正懂得孩子，幸福和谐！

父母就算分开，也仍然是孩子的父母

案主的议题是和两个女儿的关系。

两个女儿的代表和案主被请到场上。两个女儿远远地站在场域的两端，妈妈案主卡在两个女儿的正中间，双腿不停地抖动，眼睛来回望向左右相隔的两个女儿。她的表情纠结焦虑，始终无法做出决定，无法让自己的腿迈向一边。大女儿注视着妈妈，眼里充满了渴望，二女儿望向远方，无动于衷。

爸爸的代表被请了上来。当爸爸上场之后，大女儿主动走向妈妈，和妈妈站在一起。二女儿则慢慢走向爸爸，和爸爸站在一起。一个家庭分成了两个阵营。妈妈搂着大女儿，同时望向爸爸和二女儿的方向。妈妈表示希望带着大女儿和二女儿团聚。老师问大女儿："你的感觉如何？"大女儿表示可以接受。妈妈带着大女儿走向爸爸和二女儿，一家人并排站在一起，大女儿感觉很好，可是二女儿和爸爸不希望妈妈离得太近，妈妈听到这里，有些意外，也有些伤心。

爸爸继续移动，二女儿紧随其后，跟着爸爸向远离妈妈的方向移动，眼神始终关注着爸爸。妈妈拉着大女儿的手，看向二女儿。妈妈的眼睛一直关注着二女儿，丝毫没有看到丈夫，二女儿不为所动，一直和爸爸在一起。这个家庭再次分成两个阵营。

爸爸希望带着两个女儿离开，妈妈很关注二女儿，没有关注到丈夫。大女儿也希望到爸爸那边去，但是又不敢，因为这意味着对妈妈的背叛，二女儿非常坚定地想和爸爸在一起。老师分别问爸爸妈妈，是否能够看得见对方，爸爸妈妈表示没有看见。

老师引导案主对丈夫说："谢谢你为我做的一切，谢谢你的陪伴。我们已经分开了，这是事实，我接受这个事实，对于分手，我承担属于我的责任，希望你也能承担属于你的责任。"

爸爸听到后，表示能够真正看见自己的妻子了。

老师引导爸爸说："谢谢你，我接受我们已经分开的事实，我心里永远有你的位置。"说到"我接受我们已经分开的事实"时，爸爸的手指微微动了几下，双眉紧皱，说不出这几个字。爸爸还没有完全接受已经分开的事实。

大女儿坚定地站在妈妈的右侧，一直在做妈妈的情绪配偶。

老师引导父母对孩子说："虽然爸爸妈妈分开了，但是我们永远是你们的父母。我们分开这是我们的选择，与你们无关，请你们安心做孩子。不管爸爸妈妈在一起还是分开，爸爸妈妈都是爱你们的。"

两个女儿再次看到爸爸妈妈站在一起，心里五味杂陈。二女儿轻轻地叹了一口气，表示心里已经原谅了妈妈。大女儿始终是无法接受的表情，心里有一些别扭。

老师继续引导父母友善地看着对方。夫妻二人四目相对，老师引导这对夫妻说："请你理解我的局限。谢谢你，我从你身上学到了很多，我们都是孩子的父母。"大女儿看到这一幕，内心融化了，说出自己的心声："我希望父母能够在一起。"

老师引导妈妈面对大女儿："即使我们分开了，我们依然爱你，你是家里的老大。你可以更开心一点，即使我们分开了，妈妈也愿意你像爱妈妈一样去爱你的爸爸，我很尊重你的爸爸。"得到允许，大女儿心里舒服了很多。

老师继续引导妈妈对大女儿说："我是大的，你是小的，你一直做孩子就好了，你做不了其他的。"大女儿心领神会。二女儿看到这一幕，想要跟姐姐在一起，她走到姐姐的左侧，姐姐立马变得很开心。看到二女儿走了过去，爸爸也跟着走了过去，站在二女儿后面，扶着孩子的肩膀。妈妈看到这一幕也走了过去，站在大女儿的身边。一家人又重新站在了一起。

个案结束。

老师最后说，不要让一个女儿跟着爸爸，一个女儿跟着妈妈。孩子50%来自父亲，另外50%来自母亲，如果孩子只接受一方，那么孩子无法完整。很多孩子吸毒、辍学、早恋，都是在用"问题"的形式提醒父母，让父母去面对自己需要面对的问题。

❧ 杨力虹老师点评：

随着时代的发展，离婚已经成了一个相当普遍的现象。离婚，受伤最深的永远是孩子，如果父母双方都不能尊重对方，在孩子面前贬损对方的话，孩子的内在就分裂了，因为，孩子是父母相爱、结合在一起的证据。亲密关系可以解除，但亲子关系是无法解除的。所以最小限度伤害孩子的方式便是，即使分开，仍带着对对方的尊重，仍保持对孩子的爱与关怀，毕竟，父母，永远都会是父母，而夫妻，不一定永远是夫妻。

当父母双方有新的伴侣时，需要告诉孩子：对方只是我的伴侣，不是你的父亲（母亲），你们只有一对父母。孩子瞬间会如释重负，之后才能够接受父母的新伴侣。

祝福案主！

父母关系对孩子的影响

一对夫妻有三个孩子。

当父母双方恩爱，彼此尊重，眼中都有对方时，孩子是最幸福、最有安全感的。

当父母开始吵架，互相怄气，互相责怪——"都是你的错！"他们互相怨恨，都不想见到对方，甚至想要离婚，此时孩子们就很担心害怕。老三开始干呕，随后去找爸爸，努力地想要拉回爸爸。老二去劝妈妈，也是极力地想将妈妈重新拉回到爸爸身边。老大则木木地站在原地，不知道去向哪一边，很无助，很孤单，没有依靠，脊背发凉，想哭也哭不出来。

当父母双方不想复合，孩子会想尽一切办法拉拢他们，两个孩子跪在父母面前，泪流满面。

老师感慨地说："离婚，对孩子的影响就是这样，把孩子们从内到外都割裂开了。"

当父母又重新和好，相爱如初。孩子们终于不再哭泣了，老大也从呆呆地站在原地，走到了父母的身边，拉起爸爸妈妈的手，内心充满恐惧和担心。

此时，父母虽然已经和好了，但是孩子们仍充满了不安全感，心慌、害怕、惴惴不安……他们害怕父母关系再度恶化，再也没有当初幸福的感觉了。

❦ 杨力虹老师点评：

当父母离婚时，通常会有孩子跟随父母。如果是同性别的孩子，跟随同性别的父母一方，会稍微好一点，比如儿子跟随父亲，女儿跟随母亲。这是在最糟糕的情况下，相对来说，好一点点的选择。如果是异性跟随，对孩子未来的亲密关系都是非常大的障碍和困难。从系统原则来讲，孩子跟随那个能尊重对方的父母一方会稍好些，这仍是退而求其次的选择。草率离婚，对孩子的伤害最大。即使后来父母复婚了，孩子还是会担心、害怕、没有安全感。只有当父母一直处在稳定、恩爱的状态里，孩子才可能会慢慢减少担心。当我们从小就在父母的争吵声里成长，我们不明白他们到底怎么了，任何一次吵架，他们的冲突，我们都觉得是世界末日。

老大在中间不动，无法移动，其实是冻结反应，一下就卡在那里，哭也哭不出来，也不知道要怎么办，感觉全世界没有依靠了，坍塌下来。老二、老三忙着"黏合"父母，不惜让自己成为"强力胶"。所以，这些孩子们呢，通常会选用一些偏差行为，用疾病、厌食、欠债、逃学……来吸引父母的注意力，让他们重新黏合在一起。去观察你的身边，充满了（盲目）爱的孩子们会用生病的方式，让自己的身体出状况，那父母就会同时来关心他，又黏合在一起了。还有，他们会用各种叛逆的行为来黏合父母。所以孩子真的对父母都是无私的，充满了爱，想方设法希望父母能够在一起。

在一个家庭里，毛病最多的孩子，往往是最有爱的孩子，只是，这份爱盲目、错位、无效。

而系统排列最大的作用就是让每个人归位，为自己的命运负责，只有这样，爱才可以被真正唤醒，才可以和谐流动。

作为父亲，对女儿最好的爱是放手

一个女孩被邀请上来，她的议题：和男朋友的关系。

老师让女孩邀请两个代表，分别代表爸爸和男朋友。然后，她选择亲自上场面对。

男朋友看着女孩，开始朝着另一个方向走去，远离了女孩。爸爸在慢慢靠近，并紧紧追随着女儿。女孩开始四处躲避，试图躲开爸爸，躲无可躲，女儿把自己藏到了窗帘后，抹着泪，男友无奈地看着她，并不想靠近。妈妈的代表被邀请上来，她径直走向女儿，心疼地拥抱女儿。夫妻之间没有对视，没有交流，爸爸的眼里只有女儿。对于母女俩的亲热，爸爸感觉很生气。"你想和女儿更亲密一些？"老师询问。"是的。"妈妈心疼女儿，觉得女儿需要她的保护。男朋友反馈："当她躲在窗帘后面的时候，感觉她好小，觉得自己像她爸爸一样，没有男女朋友之间对等的关系和感觉。"是啊，这是一个小女孩，和爸爸捉迷藏的小女孩。老师邀请了一个代表，代表已经真正成年的她，成年女人平静地看着眼前的状况，虽然迟疑着，但还是选择了独立、不掺和，她抬眼看见男朋友，而男朋友此时已经慢慢地靠近，走到她身边。

"现在呢？男朋友感觉一下，你和成年后的她，你们之间有爱情和吸引力吗？"老师问。

"我觉得现在的男女朋友关系是平等的，刚才觉得她太小了，现在觉得好多了。"

老师转向在窗帘后躲在妈妈怀里的案主问："现在你头脑里的数字是几？"

"8。"案主回答。

"爸爸呢？感觉有变化吗？"

爸爸想了想，说："当成年后的女儿上来时，感觉有点不舒服，但不是很强烈，对她没什么感觉，只想一直看着眼前的女儿。"爸爸的眼睛只关注着八岁的女儿，对长大的女儿没看过一眼，始终背对着她。

"当她把脸藏在窗帘后面时，非常想让她把脸露出来。"爸爸继续说。

"妈妈的感受呢？"

"觉得孩子很需要我的保护，想对孩子说你不用逃避，妈妈会保护你的。对于成年后的女儿，看着她就好，觉得比较放心。"

"你自己的感觉呢？"老师问案主。

"爸爸总是看着我，我不想看他。"

是的，爸爸需要女儿，把女儿抓得太紧了，甚至把女儿摆在了伴侣的位置。老师引导案主把自己变小，跪在爸爸的面前，以孩子的眼光看向爸爸，对爸爸说："爸爸，妈妈才是您的伴侣，我只是您的女儿。我想长大，请您允许我长大，亲爱的爸爸，妈妈比我更适合您。"

"现在爸爸听到这些话有什么变化？"老师问。

"不是特别舒服。"爸爸回答。

"所以，你想怎样？"

"我想……"爸爸停顿着，不知道该如何用语言表达，身体却在诚实地行动，他不由自主地走近，想去接近女儿，女儿惊慌地躲到妈妈身边，抱着妈妈的腿寻求庇护。老师引导女孩对爸爸说："亲爱的爸爸，您想要的那些我这里没有，我只能做您的女儿，您是大的，我是小的。"说完这些，案主感觉轻松了些，而爸爸还是不甘心，他不想女儿躲在妈妈背后，不想女儿跟妈妈太过亲近。老师引导女孩继续对父亲说："在我心里，永远都有您作为爸爸的位置，您是我爸爸，我是您的女儿，妈妈才是您的伴侣，我只能做您的女儿……"爸爸终于放松了些，也放下了对女儿的抓取，向后退着。"感谢您选择了妈妈生下了我，我现在想拥有自己的幸福生活，我想有自己的伴侣，请您允许我，亲爱的爸爸！"爸爸继续后退着，虽然眼里仍有浓浓的不舍与牵挂。"如果我过得好，请您允许我，祝福我！"

爸爸仍然感觉有点不开心。"我不是您的伴侣，我只能是您的女儿，除此之外，我什么都做不了。"爸爸退到了最远处，落寞地站着。

"妈妈感觉和这个男人有联结吗？爱他吗？"老师询问妈妈的代表。"没有太多的感情，刚开始怕他对女儿有伤害，看到他退后时，感觉心安了。"

　　老师引导案主及成年后的自己的代表，与男朋友代表一起，跪在父母的代表面前，退回到孩子的位置。妈妈感觉挺好，对长大的女儿感到放心，爸爸的目光始终停留在八岁女儿身上，不想看长大后的她，专注的眼神让人想逃离。老师继续引导女孩向父亲说："爸爸，不要这么关注我，我现在已经成年了，我想拥有自己的生活，我想搬出这个家，我希望跟我的伴侣一起生活，就像您和妈妈一样，请您允许我，接受我已经成年的现实。"爸爸听到女儿说要搬出去住时，担心、焦虑立马在升腾："那怎么行呢？要是她的伴侣对她有伤害怎么办？""可是我都已经二十六岁了，终有一天我会出嫁，我现在可以为自己的选择负责，请您放心！"爸爸虽然还不是完全放心，但感觉好了一些。多么纠结的关系，父母太多的爱是在削弱孩子内在的力量，过度的关注背后是：孩子，我舍不得你长大。

　　过度担心孩子也是父母自己缺乏力量与安全感的表现。老师在父亲的背后加了父母的代表，他们把手搭在儿子的肩上，把力量传递给他，父亲感觉对女儿的担心减少了一些，但还是有一点。"你希望女儿永远停留在八岁吗？"爸爸沉默着，挣扎着，老师让他转过身，看着自己的父母说："我把你们给我的生命传给了我的女儿，也许我的女儿还会把这个生命往下传，这是我回报你们爱的方式。"父母感觉很好。当这个爸爸转过身，再次面对自己的女儿时，感觉到了轻松，脸上有了笑意。

　　"对父母说，"老师引导案主，"这是我回报你们的方式，把我的生命传给我的后代，把你们给我的爱传给周围需要帮助的人，请允许我长大，我会为自己的选择负责，承担自己的命运！"案主与成年后的自己的代表站起来向父母代表鞠躬，带着感恩与理解！

　　个案结束。

杨力虹老师点评：

　　如果父母本身关系欠佳，女儿跟父亲之间，易有很多割舍不断的东西（其中，一部分原本属于母亲）。很多三四十岁仍无法嫁出去的人，是因为父女间互相需要，纠缠、黏着、依恋。（一些男性与母亲也是如此。）幸好，该案主想要离开。其实，当一只小鸟愿意飞出窝的时候，父母应该"狠狠地"踹她一脚，让她高飞。但是这位父亲拖住了她的脚，让她无法起飞。表面上，父母是为了孩子好，其实，成了孩子的束缚。

关系是不可怕的，可怕的是纠缠，一方不肯放手，执念让我们要紧抓，以为这样可以安全，但其实会毁了孩子。以爱的名义在掌控、安排、担心，做父母的要清晰自己的界限。孩子长大了，只能告别、目送，父母对孩子的爱是走向分离的，而分离，是非常重要的课题，要去学会接受分离，同时在过程中保持一份觉察。成住坏空，生灭，改变，都在这个过程中运行。我们的痛苦就是来自执念，就像这个爸爸，八岁的女儿多可爱啊！天天围着他撒娇，他就是女儿的世界，女儿的全部，女儿的依赖，父亲会很有成就感，那是被需要的感觉。女儿大了，居然有男朋友了，难道他会比我更爱她吗？他的话比我更重要吗？女儿不再跟我亲近亲密了，父亲是有失落的，我们要去理解他。每个人都会有这样失落的感觉，关系从过去的亲密到平淡到有点疏远，这是自然的过程，接受并放手！

执着于过去，期待于未来，都会是烦恼的来源。

时光，总在转瞬即变的当下飞逝，我们真有什么可以抓取的吗？当父母无法接受孩子的成长时，那多半是因为父母的内在还住着一个不愿长大、抗拒改变的孩子。

愿智慧在每个生命中生起！愿每个人都能各归其位，愿所有家庭都能幸福康顺！

当母亲放手，孩子才能走向未来

　　喜欢摇滚乐的十七岁的女儿，在国外留学时被开除回国。在母亲眼里，女儿所有那些不良习惯与瘾，都让她担忧、焦虑、痛苦，害怕孩子走上弯路。

　　这一次，女儿是被逼着来到家排工作坊的。面对陌生的场域，面对母亲，女儿强大的自我防御机制开启，她双手抱胸，抖动着一条腿，满不在乎的脸上带着笑，斜睨着向她母亲招手："来啊，来啊。"母亲不由自主地，带着惯性，走向了女儿。老师提醒，这是一个错误的移动，正确的移动从来都只有女儿走向妈妈。女儿对于走向妈妈感到困难，寸步难行。对峙中，老师请上了亲生父亲的代表，女儿很快地走向父亲，与父亲结成阵营。母亲始终没有看过孩子的爸爸，她不愿意看向他，两人之间有无法跨越的隔阂与不谅解。不愿意走向母亲的女儿坐到地上，母亲感觉到女儿的挑衅，只能无奈、无力、焦虑地来回走动。面对相互纠缠、相爱又相杀的母女俩，父亲也无能为力。如果母亲能对父亲说"我接受你是孩子爸爸的事实，这是无法改变的，我自己做了这个选择，并会承担起属于我的这部分责任"，父母双方都接受、尊重伴侣的原来样子，女儿就有可能转变。当父母对彼此不接受，互相排斥时，孩子就会有各种"瘾"，以此来表达与父亲联结的渴望。

　　场域中加了两个代表，一个代表"孩子的人生"，一个代表"瘾"。孩子走向"瘾"，对"自己的人生"一眼都没看过。"人生"的代表感觉脊背发凉，和家庭的祝福与力量连接不上。如果父母不能互相凝视，看向彼此，孩子就不能得到自由，也不敢走向"自己的人生"。对妈妈强大的爱，让孩子不敢比妈妈活得幸福。

　　在母亲始终无法放下对孩子父亲的怨恨时，不能忍受分离的痛苦，又得不到信任与祝福的女儿终于崩溃："妈妈，你为什么就不能理解我，不能信任我呢？

我都十七岁了！我知道我在做什么！我喜欢摇滚，喜欢拍电影，你为什么就不能支持我呢？是的，在你眼中我叛逆，我抽烟，我有不良喜好，但在国外这些都是合法的！我逃课退学，那你可知道我在学校里经历了什么？发生了什么？感受到了什么？你就觉得这一切都是我的错，我被遣送回国是故意的。需要来工作坊的是你，而不是我！我没有问题……"之前像个小斗士一样充满挑衅与无所谓的女儿放下了伪装与盔甲，泪流满面。

母亲对孩子的爱毋庸置疑，全场都能感受到她对女儿那份深沉的爱及担忧。母亲不愿看向孩子的父亲代表，也对未来新的可能性毫无兴趣，目光始终落在女儿身上。

"你是我妈妈，他是我爸爸，在我的身体里你们是结合在一起的。现在我把你们的命运交还给你们，现在我要走向我的生活了，请你祝福我。"

"妈妈爱你，当然祝福你，只要你不做违法的伤害自己身体的事。"妈妈仍然流露着浓浓的担忧与犹疑。

孩子与妈妈和解后，"瘾"的代表可以离开了。孩子和"自己的人生"手拉手走出了教室，她格外开心，兴奋雀跃，放声大喊："自由了！"不一会儿，她们却回到教室里，对妈妈强大的忠诚与爱让孩子无法离开妈妈。她们说："起初刚出去时很开心，可是，不敢走啊，越走越害怕，越走越犹豫。"女儿的话再一次触动到在场的每一个人。

我们以为的爱，以为的关心，只会让孩子受牵制，也有无法挣脱的绝望。十七年的单亲成长经验，母女相依为命的同时，母亲用了太多的附加条件去要求孩子，让她处于可控范围内。如此复杂的爱，让彼此都在相爱相杀中遍体鳞伤，无人受益。

个案结束。

❧ 杨力虹老师点评：

父母给予孩子最好的礼物，是信任，放下掌控，无条件地让孩子成为自己。就像生命之河，唯有滚滚向前，才是它的命运，任何指望倒淌、逆流的行为，都是不会成功的。

成长过程中，如果父母分开，一方通常会有意识或无意识地阻止孩子靠近另一方，在这样环境里成长起来的孩子通常无法扎根大地，变得依赖、抓取，亲密关系会是他们一再挫败的重灾区。

当孩子不能离开母亲的影响范围，他们的成长是与周遭疏离的，无法得到真正的力量。他们不再能够看到生命的更多可能性，或者因为太软弱、无能，总是错失良机，无法抓住成为自己的机会。脱离此困局的唯一条件是：母亲看向父亲，带着尊重。

改变自己的习性是多么困难，父母间的纠结，让孩子无法走向未来。理解我们行为背后的无明动力，修复、调整、和解，才有新的可能会发生。重复老旧模式，却想要崭新结果，这显然是无法办到的。即因即果，一念之转。

让爱成为彼此的滋养而不是牵制与负累吧。我们不肯放下的恐惧与担心，害怕与无奈，与孩子无关，只与自己有关，正如孩子所言，要来改变、成长的是家长。

在过去的亲密关系里，即使在对错之争里占了上风，又有何用？难道这会比孩子的人生更重要？何况，关系，不是双输，就是双赢，只有这两种结局。

这个个案并没有向全家团圆的大结局移动，我把这个开放式结局留给这位母亲，毕竟，执念放下与否，由她决定。人生的路，靠她自己去走。

祝福这对彼此深爱的母女，各归其位，当母亲成为母亲，女儿就会成为女儿，各负其责。每个人都有自己的命运需要承担，母亲如是，女儿如是。

遗憾，因为我还没好好活过

企业家先生一家正在经历生命中的低谷期，他在某社交软件上看到杨力虹老师的分享视频，被深深打动，于是携妻子和小儿子来到杨老师的全息整合系统排列个案工作坊。

他们更多的担忧在小儿子身上，小儿子在学校中遭到同学排挤，回家后经历了一段闭口不言的时期。

课堂的最后一天，勇敢的小男孩走到案主的位置上，直面他的人生议题。他的人生议题为"遗憾"。案主邀请遗憾代表和自己的代表进入场域。遗憾代表进场后闭着眼站立不动。自己的代表慢慢移动到场域外，站在窗边看着窗外。

老师邀请爸爸进入场域。爸爸进入场域后闭着眼睛站立不动，表情凝重。盲排邀请四位代表进入场域，他们躺在地上（代表没活下来的孩子）。

遗憾代表向爸爸靠近，眼睛一直关注着爸爸。盲排邀请家族男性力量代表进入场域。家族男性力量进入后走向自己的代表，表示想和自己的代表待在一起。自己的代表却转身闭着眼睛，不看家族男性力量代表。

家族男性力量代表看到自己的代表闭着眼睛，便在场域中游走。此时，爸爸仍无法动弹。所有人都静默无言。

老师邀请妈妈上场。妈妈一上场后，面对着躺下的代表痛哭不止。爸爸仍无法动弹。

老师邀请案主本人上场。案主走到自己的代表旁边，不再移动。此时，除了家族男性力量代表在场域中游走，其余人都僵在原地无法移动。爸爸妈妈始终没有看向案主。

此时，案主说想躺下。案主躺下后表示很平静，比站着更舒服。老师询问案主："能看见爸爸妈妈吗？"案主坐起来看了一眼爸爸妈妈，说不想看，而后又继续躺下。

老师引导案主表达："爸爸妈妈你们留下，我替你们去。"（由场域呈现中看，爸爸妈妈被死亡动力牵引。）同时他对遗憾代表表达："谢谢你替我去爱爸爸妈妈。"

老师询问妈妈是否可以触碰一下眼前躺下来的孩子代表，妈妈痛哭，始终无法伸手去触碰。妈妈反馈案主是她的第五个孩子（包括没活下来的兄弟姐妹）。

老师引导妈妈面对躺下来的代表表达："我承认，你们也是我的孩子，从现在起，我在心里为你们留下位置。"同时，妈妈对案主表达："你是我的第五个孩子，你还有这些兄弟姐妹，请你为他们留下位置，你们都是妈妈的孩子。"

案主听完妈妈的表达，觉得很平静，想睡觉。老师询问案主："你能接受自己还有几个兄弟姐妹没有活下来吗？能为他们在心里留下位置吗？"案主表达："能。"

自己的代表在一旁说，刚开始不想在场域内待着，被窗外的一切吸引了。看到妈妈哭的时候，心里很难过，但是没有力气走过去。听到案主说要代替爸爸妈妈去的时候感觉很遗憾，觉得自己还没有好好活过。

老师邀请奶奶代表进入场域（案主此前表述自己小时候由奶奶帮忙看护）。案主对奶奶代表表达："谢谢奶奶替妈妈照顾我。"奶奶代表慢慢移动到案主旁边，安抚案主，并注视着妈妈。

妈妈坐下来，抚摸着躺在地上的孩子代表的头痛哭。看到这一幕，自己的代表走上来，坐在妈妈背后，陪伴着妈妈。

老师对案主说："当你觉得你可以的时候，可以选择坐起来。你的一部分，已经到了妈妈那里。"

案主表达他的遗憾不只来自父母，还有来自同学的，内心感到愤怒，想把欺负自己的同学打一顿。

老师加入一只鼓，代表欺负案主的同学。案主移动到鼓旁边，开始敲击。这时，自己的代表跑上来踢了案主一脚，愤怒地说："你就不能用力点吗？"

案主敲了一会儿，问老师："我把鼓敲坏了，会不会要我赔？"老师说："放心，不要你赔，你爸爸会赔的。"案主听完扭头问了下身旁的爸爸："你会赔吗？"爸爸点头。得到爸爸的肯定后，案主才继续往下敲。

案主再次用力地敲击鼓，释放内心的愤怒。老师引导："喊出来，把你想说的话说出来。"自己的代表也在一旁鼓励："你说话啊！"

这一刻，爸爸终于能移动，来到案主身边。案主仍然闭口不言，持续了一会儿后，说："我想打的是人。"老师询问："你想打的是谁？"案主说："爸爸。"说完，他趴在老师怀里哭泣，周围的代表也都心疼落泪。

过了许久，爸爸向前抱住案主，家族男性力量代表也向前陪伴案主。案主用手去触碰爸爸的脸，触碰爸爸的身体，感受爸爸的存在。

案主轻轻出拳打在爸爸身上，问爸爸："为什么你不保护我？我被同学欺负的时候，你在哪里？"说完，他扑在爸爸怀里哭泣，妈妈也向前安抚他。

过了一会儿，遗憾代表表示没他什么事了，自己可以走了。爸爸表示很愧疚。妈妈表示平静了一些。

爸爸对案主说："在你最需要我的时候，我没在，这是我做得不好的。从现在起，只要你需要，爸爸就会站在你身后。"妈妈、爸爸、家族男性力量代表紧紧拥抱着案主。

案主表达："那些同学想让我去死。"老师回应："当他们想让你去死的时候，你会满足他们吗？你是有选择的。"

老师询问案主："有几个人欺负你？"案主回答："十几个。"

老师邀请那十几个孩子的代表及孩子父母的代表进入场域，他们站在案主和案主父母的对面。老师对案主说："去看到你背后有自己的父母，他们和他们身后也有自己的父母。"

老师询问同学的代表："你们是真的想欺负他吗？"有的同学代表说："不是，我也有自己的悲伤，想发泄。"有的说："现在想跟他道歉。"有的说："觉得他父母给他的支持不够。"有的说："看到他那么小，很像我的弟弟妹妹，夺走了爸爸妈妈的爱。我很嫉妒，对不起，我用了这样的方式。"

同学的代表纷纷向前拥抱案主，示好，表示想和案主做朋友。案主说："大家都需要爱。"

老师对案主说可以用一个动作表示对他们的回应，案主开心地打了个响指。

个案结束。

🎍 杨力虹老师点评：

当父母缺位的时候，充满了爱的孩子总是会冲上来代替父母。小小的肩膀承担了不属于自己的重任。父母需要勇敢地去面对自己的问题，让孩子退回到自己的位置上，安心地做个孩子。

当孩子发生状况的时候，无论对错，父母都需要站在孩子的背后，给予支持。一个不被支持的孩子，无论身形如何强壮高大，他的内心总是无力的。

只有每个人回到正确的序位中去爱，去流动，一切才会顺畅。

与性别和解

女性爱自己，从宠爱自己的身体开始

现在得乳腺癌的人很多，一般的说法可能与环境的恶化、食物的转基因有关，非自然的食物在给人们一些负面的影响。乳房是女性非常重要的性征之一，也是最重要的外显特征。

现在，很多女性都在打拼事业，拼命在事业上证明自己，而忽视了对自己真正的关注，过度使用身体。每个人身上都有癌细胞，当正压不住邪的时候，癌症就会显现出来，尤其是负面情绪的影响，会促发癌症的发生。有科学实验证实，女性在确诊癌症前两年，通常发生过一个重大的影响心理的事件。

从身体层面来说，女性应该更爱自己。在中国容易有一种性别不认同：自己是一个女性。这也是部分癌症的形成早因。堕胎，也会导致能量的淤积。曾经接触过一些相关的公益组织，发现也有一些癌症患者的致病原因和原生家庭有关，像海灵格老师所说：有的人会在心里对妈妈说，我宁愿死也不愿接受你。

这两天和一位八十岁的道家老师胡丽娟共同发心，要开一个专门针对女性的课程，使用道家的方法去帮助女性更加觉察自己、爱自己。让女性为拥有乳房、子宫、卵巢而骄傲，为生为女性而骄傲，也更懂得去滋养自己。

我们不一定非要去发展那么强大的阳性能量，去跟男人们拼事业！当然也不是说我们不要有事业心。我们需要成为自己，让自己像花一样绽放。但是我们能不能更爱自己一些，对自己更好一些呢？只有足够地爱自己，照顾好自己，才有可能去帮助更多人。

如果我们连自己都照顾不好，那我们更没有资格去讲什么利益众生。前几天我刚上完一个绘画治疗的工作坊，帮大家画出身体某个器官的象征图案时，很多人哭成一片，大家都在说对不起，请原谅，谢谢你，我爱你。真心忏悔的时候，全场哭成一片，可想而知我们平时怎么样，有没有对我们自己的身体有足够多的关照。也许，我们只是在利用她。

爱自己，从宠爱自己的身体开始，跟身体连接，允许身体所有的感觉来到我们面前去呈现、去表达。疾病其实是个通信员，它只是想告诉你一些信息，如果你能够收到信息，它也就完成自己的使命，也许它会神奇般地痊愈。如果我们不去注意倾听这个通信员的声音，那它就会一直存在，用更强烈的方式来提醒我们，让我们去听见身体的声音。

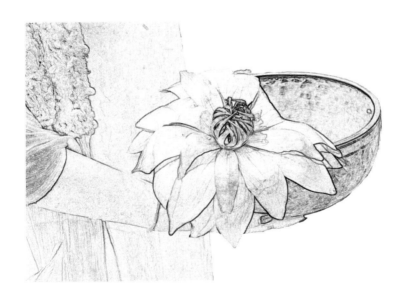

生命的力量来源于接受和臣服

案主的议题是对女性身份的抗拒、愤怒和无力感。

老师请案主进入场域，并选择出案主的妈妈、案主的女儿的代表分别进入场域。妈妈代表远离案主，女儿代表走向妈妈代表，案主则离开场域，在场外游走，谁也不看。

老师加入案主外婆的代表，外婆代表走向案主，女儿代表走向案主的外婆代表，外婆代表则抗拒女儿代表靠近。

老师再加入家族女性力量的代表，家族女性力量代表带着外婆和女儿的代表走向案主，案主拒绝她们靠近。

当案主看妈妈时，感觉妈妈一点善意都没有，很紧张，手心冒汗，全身发麻，头皮也发麻，所以不仅自己远离妈妈，甚至看到女儿代表靠近妈妈代表时，连女儿也不想要了。妈妈只是希望女儿代表能够平静，不要老在那里晃来晃去。

案主试图走近女儿，女儿逃离她，去和妈妈、外婆，还有家族女性力量代表站在一起，案主气得哭起来，强烈地表达不喜欢妈妈和其他三个人在一起。外婆不再看案主，家族女性力量代表拉着女儿离开了场域。

老师加入男性特质和女性特质的代表。男性特质代表抗拒所有人的靠近，但会关注她们，女性特质代表跟着案主，但案主会阻碍女性特质代表靠近女儿，并情绪激动地抱怨外婆："都怪你！都怪你！你没有把我妈妈照顾好，你不公平！为什么让我妈妈那样？！"

妈妈躺下，外婆和女性特质代表靠着妈妈坐下，案主坐下来哭泣，因为无法把妈妈拉起来而感觉很无力。家族女性力量、女儿和女性特质三个代表合力才把案主拉起来，案主刚被拉起来，瞬间又坐下去继续哭泣，没有任何力量，一直强调感觉太沉重，帮不了妈妈。

老师鼓励案主："看看你的背后，你的女性特质和男性特质都是可以给你力量的。"同时老师引导案主把妈妈的命运交还给妈妈："我尊重这个家族的命运，妈妈，我尊重你的命运，我是一个女性。"虽然这样说，可案主内心还在抗拒："我不觉得我是一个女性，我也不知道我是男的还是女的。"案主甚至还希望女儿是个男性，留在自己身边。

老师引导案主与家族女性力量和解："如果我和我的女儿都能轻松地作为女性活着，请你允许我。"之后引导案主对女儿代表说："我是大的，你是小的，我是你的妈妈，你只需要做孩子就好了，妈妈现在还是个孩子，妈妈正在长大。"虽然案主这样说，女儿代表也在鼓励案主说相信案主会成为大的，可妈妈代表听到还是很愤怒，想揍案主，也很焦急，怎么还长不大呀？案主又继续抱怨妈妈，觉得妈妈给了她生命，但是又带给她很多痛苦。

老师请案主跪在地上以孩子的眼光去看妈妈代表，案主终于有一点感觉，认为自己的痛苦是自己造成的了。她跟妈妈和解："妈妈，你生了我，这就足够了，我没有办法要更多，我可以自己长大，自己去创造。"并向妈妈代表磕头，恭敬地接受来自母亲的生命。妈妈代表感觉案主说的不是真的，案主又哭着指责妈妈："你到底有没有爱过我，你都是骗我的，你为什么还要骗我？……"

老师敲响颂钵，停止个案，并补充："一个人如果还陷入受害者的状态，我们就没办法做些什么。不过相信案主看到今天场上的呈现，内心一定有一些触动，内在也会发生一些变化。"

❦ 杨力虹老师点评：

表面上，这个个案是未完成的，当案主在排列场域里，向母亲愤怒地喊叫"你到底有没有爱过我？"时，我的颂钵声响起，宣布个案到此结束。突然停止，没有大圆满结局，似乎成了其他学员的隐忧与担心。而此时，这个结局，对于深陷受害者情绪里的案主来说，却是最好的疗愈。

如果我把自己当成"拯救者"，那我就注定会被"受害者"裹胁，无法再保持一个无意图的中空管道状态。而对于一个系统排列师来说，无为而无不为是一个最重要的临在状态。这就是为什么，安心正念的系统排列导师班里，会反复强调无为、无爱、无惧，为什么，导师班的第三阶是长达九天的闭关止语禅修。

对于案主而言，当下最重要的是给他最需要的，而非迎合他，给他想要的。当头棒喝，对耽溺于情绪中的案主来说，无疑是最恰当的。而这，需要勇气，更需要决心。毕竟，许多家排师、心理咨询师自己都肩负"拯救母亲"的重任，如果案主又是为满足家排师、咨询师而来，那只会让错位的双方都深陷于情感沼泽，无法相救。

世界上最简单的职业就是受害者，只需要坐在那里不断地重复同一句台词"都是你的错"就可以了，他还可以自己奖励自己，今天又多了一个债主。当案主还陷在受害者情结里，还拒绝长大时，我们没有办法为他做些什么，我们无法包办一切。

受害者处于一个封闭的状态，既无法付出，也无法接受，桎梏在一个很狭窄的层面，错过了生命本身丰富多彩的层次。试着让那个暗室渗透进来一点点光，千年暗室，一灯即明。

事实上，对于本个案案主而言，在当下，她最需要的是那声颂钵声，让个案在那个时空点停止。之后，一切的疗愈就可能在她的内在发生。否则，她会一再陷入责任外化的耽溺之中，无法自拔。

当然，这个停止，也只能唤醒那些愿意醒过来的人。

放掉自己的主观拯救意图吧，看清真相是"实无众生可度"。

以上这些文字写给所有走在这条自助、助人路上的同行者。这条路的起点从界限清晰，内在完整、归位开始。

我是女儿，也值得活下来！

"你的议题是什么？"

"和愧疚的关系。"

"我妈妈有两个儿子，其中一个儿子夭折了。生我的时候以为我是儿子，生下发现是女儿，所以我从小一直感到很愧疚。"

愧疚的代表被请了上来。案主面对愧疚的代表，像一个威武的战士，表情非常严肃，而愧疚的代表似乎力量不足，无法稳稳地站立着，上身往后倾倒，只能通过扶住膝盖让自己身体保持平衡。很快，愧疚的代表快要站不住了，她歪歪斜斜的身子随时要倒地，案主不为所动。

愧疚的代表开始注视地面，老师加了两个代表躺在地上。愧疚的代表关注躺着的人，身子往前倾，慢慢地坐在地上。案主看到躺着的人，不停地大口喘气，万千情绪在心中郁结。

案主顺着躺着的人，眼光锁定在不远处的一块空地。老师在她看的方向，加了一个代表。当这位新代表躺在地上，愧疚的代表毫不犹豫地去拉起她的手，尝试安抚对方。

案主出现了前所未有的激动，她开始拍打胸口，堵住的情绪像有了一个出口，她开始呕吐，剧烈的呕吐中，眼泪顺势而下，但她始终无法靠近躺着的代表们。

父母的代表被请了上来。父母一上场，两人的眼睛就盯着新代表，完全没有看到女儿的存在。母亲摇摇头，表情有一些烦躁，也许是不想再看，她一直往后退，退到墙角处，背对所有人。父亲像是被罚站的孩子一样，面带愧疚，一动不动。

看着父母并没有上前去面对的意愿，案主内心有一些失落。看到妈妈离开，她把更多的希望寄放在爸爸身上。爸爸缓慢地走上前，并在新代表身边缓慢地移动。爸爸做了一个决定，他坐下来，准备和新代表躺在一起。

案主崩溃了，她不希望爸爸以这样的方式来面对，不想失去爸爸的她用力拉扯爸爸的手，伤心无助地哭泣着。爸爸躺下的意愿很强烈，案主的表情写满了绝望。在拉扯中，愧疚的代表从地上爬了起来，手放在爸爸的后背上，期望爸爸能够站起来。在两人的合力下，爸爸站了起来。

爸爸离开场域，走向妈妈，想让妈妈去看见发生的一切，但妈妈拒绝了。爸爸无力地和妈妈站在一起。

当父母无法面对现实，女儿便承担了不属于她的责任。

案主没有退缩，她带着伤心和无助，一边哭泣，一边移向父母无法面对的人。她四下望去，孤立无援，况且责任太大了，她稚嫩的肩膀根本无法承担。此刻，愧疚的代表走过去给了她一个拥抱。

生命的代表被邀请上来，隔着死亡和案主遥遥相望。

"能不能看到生命？"老师问。

案主眼里是逝去的亲人，看不到生命。母亲躺在地上，父亲坐在地上，生命力在此岸凋零。

"带着你的愧疚感，感觉一下，如果有下一个移动发生，它会朝向何方？"

案主在愧疚的代表的搀扶下，跨过地上躺着的代表，走到生命的代表的面前。

在老师的引导下，她向场域中所有人宣告："我值得活下去。我尊重所有亲人离开的决定，我会用做好事的方式来纪念所有的亲人。"

躺着的代表们感觉放松多了，父母也感觉可以接受。

案主眉眼间也放松了一些。

个案结束。

❧ 杨力虹老师点评：

凡父母不愿面对的，都会准确地传给孩子。

而孩子们，总是充满了爱，总是以为自己的小肩膀可以扛起很多不属于自己的命运，他们内心的誓词是：爸爸妈妈，我爱你们，我要用承接你们命运的方式来表达。

错位的爱是需要付出许多代价的，并且无法成功。

身为女性，如何接受自己的性别，如何认识自己的生命价值，是需要内省与反思的。许多女性，都站在错误的位置上，成了家人的"摇钱树"与"受气包"。女性的生命价值绝对不是去代替父母，搭上自己的人生，全身心地照顾弟弟妹妹，周旋于原生家庭里，无有出期。

身为女性，不是错，我们值得精彩地活下去，即使带着一点愧疚。

祝福案主！

与性和解

只有接纳自己的性本能，才能活出旺盛的生命力

案主刚结束了一段七年的无性婚姻，无法互相滋养的关系只会相互损耗，相互拖累，令身心受创，倍受煎熬，也因此让案主走上了心灵成长、探索自我的道路。

案主的第二段婚姻在今年登记，上个月摆了酒席，刚发现怀孕却在摆酒席前不幸流产了。案主在心灵成长的圈子里摸爬滚打了两三年，她的先生也是个善于沟通的人，两人在生活中并无大的分歧，却莫名其妙地分居了，恍然又回到了第一段无性婚姻的轮回中，案主陷入了痛苦的泥沼。

于是，她来安心正念工作坊求助。

性能量的代表站在案主面前，注视了案主几秒，随即双腿发软，无法站立，瘫坐在了地上，眼睛下垂看向地面。老师排上了三个被堕胎的孩子的代表（第一次婚姻里流产过两个）。性能量代表看着这三个孩子的代表，随即面朝下，趴在地上，毫无生气，浑身冰凉。

女性生殖力的代表上去，也只能远远地站着，注视着三个被堕胎的孩子的代表，没有想移动的意愿。男性生殖力的代表也进入场域（女性生育离不开男性），却明显地感觉到碍事与多余。

案主试图用手去触碰一下趴在地上的性能量代表的身体，却被后者唯恐避之不及地躲开了。僵持了几分钟，没有一个移动发生。"你能看到她吗？"老师引导。"可以看到她，但双腿没有力气。"案主回答。

"接受这个部分吗？会感到紧张、可怕吗？"

"会觉得不好意思。"

"试试看，如果有一个移动发生，会是怎样的一个移动？"老师继续引导。

"羞耻。"

"好好地看看她，同时观察自己的羞耻感。性是我们与生俱来的一部分，存在我们的身体里，感觉一下，用手去触碰一下她的身体，带着羞耻一点点去触碰，感觉一下会有危险吗？"

"不会。"

"那试一下自己能到什么程度？"案主小心翼翼地如同面对的是蛇蝎猛兽般伸手轻轻触碰了一下性能量代表，又迅速缩回手。"很好，你会感觉到温度，感觉手指发热，去连接身体里的这股能量。当你多一次感觉到她，你身体里的紧张就会更多地消退。"老师温柔地鼓励。

"我觉得手掌是热的。"

"对，继续保持，让手掌的温度慢慢流向指尖，去观察，也许，那羞耻感正在一点点减弱，触碰一下，也许还会有愉悦的感觉，感觉自己和她是一体的。"

在轻缓、越来越自然的抚触中，性能量代表转过身来，可以面对案主了。案主啜泣着，止不住的悲伤与委屈，为自己，也为被自己压抑了整整七年的性本能。感觉到了案主的善意与柔软，性能量代表从地上坐了起来，仍然低着头。

"看看她，去感觉，去连接，去看看她本来的样子，她是很自然的存在，有时候是激烈的，愉悦的，甚至狂野的，这都是自然的现象，都是你身体的一部分，好好看看她，感觉一下自己能接受她吗？"

"感觉她很委屈的样子。"

"描述你看到的她，用三个形容词形容她。"

"丑陋的，羞耻的，脏！"案主毫不犹豫地说出性在她心中的感受，在她说的同时，性能量代表又把头深深垂下了。沉淀了几分钟。"试着放掉过去的印象，用现在的眼光，看一下她本来的样子，也用三个形容词来形容她。"老师说道。

"像火一样的，红色的，愉悦的。"

"喜欢她吗？"

"不排斥。"

"那给她一个肯定的说法。"

"刺激！"

"还觉得她脏吗？"

"没有。"

艰难又缓慢的和解过程，当案主终于能承认并意识到性能量本来就是自己身体不可分割的一部分，她并不丑陋也不脏，终于能说出："我尊重你的存在，因为你，我的人生有了很多快乐，因为你，我的人生才得以完整，因为你，我会有很多体验发生，因为你，我的人生有了更丰富的层次，因为你，我还有可能会做一个妈妈，谢谢你！"

此时，场域里的每个代表都有了新的移动，朝向爱与滋养。

如此，她的亲密关系才会有新的改变和发生，她也才有可能重新做一个妈妈。尽管，她这一切的逃避与羞耻来自之前令人恐惧的堕胎经历，但这一切与性能量本身无关。只有真正接纳自己，接纳自己与生俱来的性本能，才能活出旺盛的火一般的生命力，活出充实丰盈的自己！

❧ 杨力虹老师点评：

性能量，是人类繁衍生息的最重要的本能。没有性，人类这一动物的自然属性就无法被完整体现，而性，通常与生殖相关。堕胎对性能量有直接的影响，生育风险也通常被捆绑在性活动上。

大多数人，对性有着欠自然、欠和谐的理解，有扭曲、压制的规则。这些，当然不是以叛逆、对抗的方式来解决的，而是以一种自然、合理、正常的方式去理解性。性，毋庸置疑，是亲密关系里最重要的联结点。

此个案里加了整合疗愈，并非单纯的系统排列。之后，案主反馈能够看见丈夫对自己的爱了，并且，自己也能用平衡的方式去回应对方。这是一个新的开始。

祝福案主如花绽放，让人生鲜活起来。

妇科炎症的背后藏着——性

这是个一对一的网络个案。案主自述有半年多了，因为每月发作的妇科炎症，无法与丈夫过性生活，自己因为带二胎孩子，无法外出工作，越来越害怕融入人群，每天非常慵懒，只想躺在床上，自我感觉身体越来越糟糕，担心自己的状态给家人带来负面影响。

个案开始，老师请案主分别用白纸写下性生活、妇科炎症，当这两张纸作为代表被盲排在地上，案主便不断往后退，直至门外。她在门外移动良久，身心感觉比在室内轻松，只是丈夫和两个孩子对自己还有隐微的吸引力，于是，当她再次进入室内时，老师让她加上"真正想要的生活"这张纸，与前两张纸一起打乱后，再次盲排。她把一张纸放到门口，表示对自己吸引力非常大，而另两张被放在室内，紧挨着，毫无吸引力。

案主移动到门口那张纸处，开心的感觉生起，门外的青山绿水、新鲜空气都非常吸引自己，久违的自由感觉出现。老师请案主打开这张纸——真正想要的生活。几分钟后，案主描述身体虽然发热，可后背似乎有黑洞，在拉扯着自己往后牵引，整个身体往后倒，心也慌张，根本不想看室内任何一个地方。

不断往后倒的动力持续存在，背后的黑洞似乎必须有个支撑面，才可填补，于是，老师邀请她躺下来。瞬间，她觉得安定而平静，似乎置身于一个巨大的黑暗山洞，可是没有丝毫恐惧，她说，很平静。老师请她观察自己身边是否还有其他人时，她说，感觉旁边有非常温暖的手握住自己的手。接下来的过程中，她在脑海中看见自己的母亲与外婆，母亲是被外婆拒绝的，眼神忧郁，表情凝重（后来，案主说自己的母亲在五十岁的时候就已经切除了子宫及附件）。老师引导案主与母亲和解："亲爱的妈妈，我爱您，我救不了您，作为您的孩子，我是小的，您是大的，我尊重您的命运，如果我过得幸福，请祝福我，如果我能有健康、完整的身体，请允许我。我会善用您给我的生命，多做好事来荣耀您。"在脑海中，案主看见，当她的母亲听到她的话语，表情与眼神都变得放松而柔和。母亲也开始了朝向外婆的移动。案主从地上坐了起来，然后，站起了身子，她走到两张纸旁边，拿起其中一张，想用它来替代后背的黑洞，打开纸条，上面写着：性生活。我问她的感觉，她说："有羞耻感。小时候，听到最多的辱骂都与它有关。"于是，她的身体便用频繁出现的妇科炎症来逃开正常的夫妻生活。

老师说："看见动力的源头，如实如是地接纳当下的发生，并与此和解，生命里新的流动便开始了。"

祝福案主。

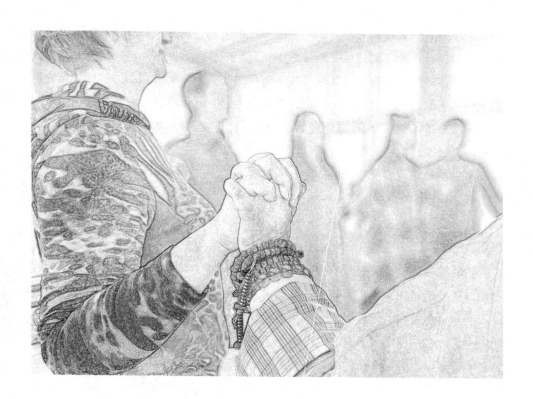

与逝者和解

在爱的记忆消失前，您一直都在

那天傍晚，久不回海口的我在散步时迷了路，经过了一条记忆深刻的人行步道，在那个步道上，您曾带着从加拿大放假归来的女儿（我的小粉丝）向我辞行，说是腹部又发现了一个东西，准备去北京动手术，六月份回来。而那年的六月，传来的却是您已经离世的消息。当时的话语仍在耳边，您却与我们天人永隔。然而，我知道，您在，当我伫立在这条步道上，忆念您——任建成老师。

人就是这样彼此联结的。一个场景，一首歌，一句话，一个动作……与记忆相关，与感情相连。肉体消亡，而爱却长在。人与人之间的关系，依据因缘而生，同样，也依据因缘而灭。我们爱的人，并不会因为死亡而消失，他们会透过我们，一直活在这个人间。

2009 年，我第一次在家排工作坊里做走向父母的练习时，看似很近的距离，走起来却相当困难。

起初，我的脚步有点迟疑，但当我迈出短短的几步后，我已经开始感受到失去父亲的那种揪心的悲伤，同时还有对母亲的一丝怨怼（只因我听说父亲发病时，她没有扶他）。与此同时，我父亲的代表开始无声地流淌泪水，我看着那双红着的流泪的双眼，一步步靠近。我几乎没有理会母亲的代表。当我紧握住那双手时，我再也忍不住悲伤，痛哭起来。

虽然父亲去世已经一年多，但在我心里，我还没跟父亲告别。虽然理智告诉我，我们已是生死异界。虽然，我已经看到他被化成了一堆灰。虽然，我上他的坟头去烧纸点香。但我不肯放他走。

所有不尊重他的行为都被我视为不可原谅的错误。这些不尊重他的人，我不肯面对，我选择逃避，甚至怨怼。他们对父亲的不尊重的行为已经像一把冰刀戳入我的内心，这比伤害我本人更让我不可原谅，不可饶恕。我还没能放下。这是我对自己的觉察。

郑老师告诉我们要划清生死界限时，说：其实亲人并没有消失，因为他还活在你的身体里。你身上还有他的 DNA 生命痕迹。听到这句话时，我释然，我对父亲的思念找到了出口。正如，佛陀涅槃时对弟子说：种子，你虽然找不到它了，但大树生长着，你能说种子不见了吗？

我和父亲是一对纠缠不清，既是父女又是情绪伴侣的错位关系。在我的原生家庭里，只有我俩能惺惺相惜，互相欣赏，但也经常像两只刺猬一样，暴烈相向。我们甚至不肯剪去自己身上的刺。深刻而盲目、错位的爱啊！我放声痛哭后，在心里决定向父亲告别。我对父亲说："我在这世上还会待上一阵子，还要让更多陷入困境的人离苦得乐，我会成为他们脱离困境的一股助力，或一只牵引的手，或一盏灯，或只是给他们指路。我以这样的方式来纪念您，荣耀家族。"

2016 年，再次有机会做走向父母的练习时，我轻松而自由，带着感激与尊重走向了他们，并紧紧拥抱。父母的代表都说："我们为有这样一个女儿感到骄傲与自豪。"我知道，我做到了，他们也收到了。即使父亲的身体已经消失，但我们的心一直是联结的。

就像电影《寻梦环游记》里，那些被家人供着照片、忆念着的人，他们被爱牵引，与人间的亲人有着心灵的联结。

《寻梦环游记》在我看来，是一部非常好的家排叙事抒情电影。它充满了家族传承的力量以及亲人间温暖的爱意。（即使是得不到而生出的恨，底端仍然是爱。）

制鞋世家的后代，十二岁的小男孩米格住在墨西哥一个热闹、喧嚣的村庄里，他从小就有音乐梦，他崇拜歌神德拉库斯，梦想着像他一样创作出动人心魄的音乐，成为音乐家，周游世界。但在他的家族里，音乐是不可碰触的禁区，音乐在这个家族里是被诅咒的，因为自己的音乐家祖辈曾经抛妻弃子，一去不回。

内心的渴望驱动着小米格，终于，在亡灵节到来的时候，他因为碰到已故歌神的吉他，而到了色彩斑斓、玄妙无比的亡灵世界，在那里，开始了一段感人至深，与家族成员联结、和解，解除诅咒，得到祖先与亲人祝福的心灵之旅。

在亡灵的世界里，唯有被家人纪念的，才可以继续留存，每年可以返回人间，与亲人们一起过节。而世上再无一人记挂的，就要永远灰飞烟灭，永久死亡。

米格的音乐家祖辈埃克托就是这样一个被整个家族排斥在外的人，家族祭坛上，他的照片已经被撕毁，唯一记得他的是女儿，已经老年痴呆、濒临死亡的可可。而每个被家族排斥在外的人，总有一个充满了爱的后代去承接他的命运，去填补这个空缺，以完成家族的整体性。在就要永久死亡的前夕，命运安排他的亲人米格寻找到了他，帮助他与怨恨他的妻子和解，重新被接纳回这个家族。当米格回到人间，用祖辈用过的吉他弹唱起当年他为女儿所写的《请记住我》时，可可关于爸爸的记忆被唤醒，她与米格一起唱起这首爱之歌——"纵然有天我去远游，请记住我，每闻悲琴声响起，这是我唯一能和你在一起的方式，直到我再次拥你入怀中。"

此刻，爱在流动，影院里，我的泪水滑过。

在安心正念家排工作坊的场域里，我们也看见过太多这样祖先与后代的动人故事。而几乎所有的祖先，都希望后代好好地活下去，善用生命，多做好事，荣耀家族，他们给后代的永远是祝福和允许。而后代们呢，最动人的话语永远是："我尊重这个家族里所有人的命运，我在心里为你们留有位置，我会继续把家族的优良传统发扬光大，如果有可能，我会把你们给我的生命传下去，我会把你们给我的爱分享给更多需要的人。"

美国有个研究报告证明，越是对家族历史了解得多的孩子，抗压性越强，生命力越旺。而所有被掩藏、被排斥、被拒绝的家族历史，总会让后代付出补偿、平衡的代价。

连接源头，传承的力量是巨大无穷的。不尊重系统、不懂得感恩者在这个世间并不是少数。那些试图脱离家族，否定父母，另起炉灶者（不懂尊重与感恩的创业者亦然），总是举步维艰，困难重重。就算逃到千里之外，血缘联结也无法消除与抹去。这种纠结与撕裂之痛会袭扰终生。当年在大理，我曾见过对父母和家族都充满愤怒、怨怼的流浪诗人，满脸横肉，戾气毕露，眼带凶光，听说写出来的诗都是充满愤怒的（内在受伤孩童的呐喊），过的日子也是潦倒、零乱的，亲密关系更是无法建立，女友来一个打走一个，唯一的慰藉便是与一群同样逃离的"浮萍"们在烟酒之瘾中解愁，并以互骂为乐。有些长期在外的"驴友"也是，单独逃或者结伴逃。而逃，终不是办法，那种如同梗在胸口的疼痛，我懂，还不如面对、和解，再转身、畅游。即使童年百般不幸，人生千般不堪，而你得到这个珍贵的生命，就是幸运。我们没有从家族和父母那里得到的部分，是可以自己去创造的。

每个家族，都有它的因缘，成，住，坏，空。

每个生命，都需要被看见，被尊重，被懂得。

在爱的记忆消失前，亲人会一直在。我为亲人，在心里留下位置。

感恩、祝福每一个家族，每一个生命！

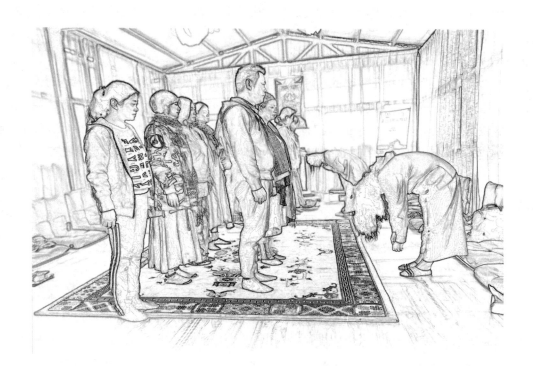

把逝去的还给逝者

"我的议题是内在的悲伤与愤怒。"坐在老师身边的案主神情忧郁。老师看着她身上的裤子，那是一条满是破洞的牛仔裤，说道："如果穿这样的裤子，一般都是有愤怒想要表达出来。"

悲伤的代表、愤怒的代表、自己的代表，三个代表，各自依循自己身体的感觉，寻找自己的位置。

悲伤的代表低垂着头，注视着地面。自己的代表缓慢地左右移动着脚步，始终注视着悲伤的代表，远远地保持着距离。愤怒的代表绕到了自己的代表的背后，默默地站着。

一个代表躺在悲伤的代表注视的地面上，案主的代表也注视着地上的代表，感觉到哀伤与沉重，她慢慢地移了过去，沉重地叹了一口气。

悲伤的代表也在慢慢地靠近，她低垂着头，开始抽泣，掉下了眼泪。坐在老师身边的案主，眼泪早已如断线般的珠子止不住地滑落，她用力咳嗽着。"如果有悲伤，允许它出来。"老师温柔地轻声说道。理解与懂得瞬间让案主的防线全面瓦解，悲伤有了承载的港湾，案主放声大哭，哭声震天。

自己的代表和悲伤的代表依偎着，蹲在地上的代表身边，默默地流泪。愤怒的代表对此感到生气，表示想揍她，有一种父爱似的怒其不争。

案主进入场域，凝视着地上代表的脸，悲伤又汹涌而来。她抹着眼泪，抚搓着她的手，无限心酸不舍地整理着她的衣服，俯下身亲吻着她的脸，泪如泉涌，最后她躺在地上代表的身边。

她躺在地上，侧过身，蜷曲在地上代表的身边，孩子般号啕大哭。悲伤若压抑太多太久，会令人无法负荷，眼泪有时是最有效的接引。她哭得上气不接下气，开始剧烈地咳嗽并干呕，她坐了起来，终于吐出长年累积的浊气及污物。

老师让悲伤与愤怒的代表站在案主的面前，指着躺在地上的代表说："这是一条生死界限，你活下来的亲人还有谁？"

"姑姑、舅舅，还有他们的孩子。"

于是这几个亲人的代表被请上来。

案主扭过了头，继续看着地上的代表抹泪。

案主的眼神有着无限的留恋，根本无法离开躺在地上的代表。

"你是可以选择的。让自己的身体去感觉，感觉自己是继续躺在她的身边比较舒服，还是更愿意看向这些活着的亲人？如果活着的人对你更有吸引力，你就需要跨过这条生死界限。"

案主犹豫着、迟疑着、内心斗争着，眼睛久久不愿离开地上的逝者代表。沉默良久，她终于表示愿意跨过去。她抬起头，第一次认真地望着她活着的亲人们的代表。

"你注视他们每一个人的眼睛，你的姑姑、舅舅和你的兄弟姐妹。当然，有一天他们也会去到死亡那边。"

案主坐直了身体，再一次整理好地上代表的衣服，抹着眼泪，终于依依不舍地站了起来。她缓缓地抬起脚，仿佛重如千斤，哆嗦着，艰难地跨过了这条生死的界限。她急促地呼吸着，喘着气，努力地平复着暗潮汹涌、五味杂陈的情绪，良久才恢复平静。

她缓缓向前迈了几步，缓慢却坚定，长长地吐了一口气，她终于能看向属于她的前方。

"现在愤怒代表和悲伤代表的感觉呢？还想揍她吗？"老师问愤怒的代表。

"没有了。"

"那悲伤代表呢？"

"感觉松了一口气，没那么纠结了。"

老师引导案主转过身，向所有逝去的亲人和祖先，鞠个 90 度的躬："我接受你们离开的决定，我尊重你们的命运，我会在这个世界上多停留一些时间，我愿意用我的生命去服务更多的生命，我用这样的方式来纪念你们，我的心里永远都有你们的位置，请你们安息。等我的时间到了，我也会去到你们那边，谢谢你们。"

当案主做完和解后，所有人都感到如释重负的轻松！

个案结束。

海灵格老师说过："命运是人在不知道原因之下跟随的路。"当我们能跨越这些艰难沉重的命运，当我们能真正怀着尊重的心，尊重家族中每个生命的界限及命运，让他们以自己的方式存在、生活或离去，不抵抗、不干涉、不拯救，待在自己的界限里，并把他们都真正纳入我们的家族系统里，我们会从中获得力量并创造出全新的品质及机会。愿我们都能真正地活在实在、丰盈、完整且独立自由的生命里！

❧ 杨力虹老师点评：

在这么多的系统排列个案里，我几乎没见过逝去的家族祖先们希望后代过早地来到死亡这边。他们无一例外地希望活着的人在他们的时间里好好地活着。除非有未和解的事件，或者，未被接纳进家族系统的人。

是去与逝者和解，把逝者的命运交还给逝者，还是去承接、牵连、纠缠？这是案主本人能选择的。并没有排列师认为的所谓最好选择，一切选择只由案主决定、行动。而对于案主的所有决定与选择，我都无条件地尊重。

每一个移动，都朝向爱。是盲目之爱还是在序位里的和谐之爱，我们可以选。

祝福案主及其家族。

好好活着，便是对逝者最好的纪念

　　每个来到家排场域里的人，在来之前都曾为自己做过各种准备，准备好勇气去面对千疮百孔的自己，面对伤痛，面对真相。当所有情绪都到了崩溃的临界点，当被绝望逼得无路可走，求生的渴望会在极度的黑暗中挣扎萌发，直至越来越强。

　　案主坐在老师的旁边，脸色晦暗，历尽沧桑的眼神充满了疲惫。

　　"此时此刻闪过你脑海里的议题是什么？"老师温柔地询问。

　　"联结，和父亲的联结。"

　　"好，那你去请一位父亲的代表，一位自己的代表。"案主的眼神扫过在座的每一位同学，仍然迟疑着无法决定，她自言自语着："好难找的代表。""因为，都不满意。"老师一语道破，传来同学们一阵善意的笑声。"如果可以，我们都想换爸爸。"老师的幽默风趣，让案主与同学们放松了许多。

　　这是个无法靠近父亲的女儿，她远远地站着，看着父亲代表，开始不停地来回走动，父亲代表的眼神被家族中的死亡动力深深吸引，眼睛紧盯地面，身体前后摇晃。场域里加入了四个逝者的代表，案主始终在众多逝者代表的身边游走、徘徊，最后，在一位逝者代表身边坐下，这是在案主三岁时自杀离世的母亲，她坐在母亲代表的身边，跟随死亡的动力。

　　这是替父辈承担命运的女儿，无法活出自己。

　　案主啜泣着，压抑的哭声很揪心，很沉闷。"允许自己哭出来。"老师说。案主得到了支持，被深深压抑在胸腔里翻腾的悲切、愤怒、怨恨、无助，终于找到了突破口，奔涌而出。这些情绪汹涌浓烈，如火山爆发，"为什么要生下我？！为什么？！为什么生下我又不接受我？！为什么要这样？！我不知道什么是家，什么是妈妈，什么是爸爸，我不知道什么是爱！"案主悲痛的控诉让所有人泪流满面。"我什么都不知道，为什么让我来到这个世界啊！我好无助，这是为什么啊？我一直都不知道自己在哪里，是谁让我活着，我无所适从，连睡觉都是紧张的……"悲切、沉重、疼痛，撞击着每一个在场同学的心。一个三岁时遭遇母亲以非正常方式离世，被家里保姆抱到乡下养大的孩子，虽然几年后被亲人接回来，但爱的中断与空白是人生里永远无法弥补的巨大缺失，被抛弃的痛苦让她历尽黑暗与绝望。

"我恨你！妈妈！"她的怒吼重复了几次，在怨恨被表达后，她反而获得了些许的平静与清醒。其实愤怒的底端都是爱，都是对爱的极度渴望，因得不到才会生出嗔恨。

老师引导案主对妈妈说："我爱你，妈妈，您给了我生命，我尊重您离开的决定。我想好好活下来，在我活着的时间里，我会多做一些好事来纪念您。我在心里为您留一个位置，我身上有那么多您的特点，都像您，您透过我活在这个人间。妈妈，我可以幸福快乐地活在这个世间。"与妈妈和解后，老师引导案主看向爸爸，此时场域里加了一个生命的代表。完全活在死亡动力里的爸爸根本没看向生命的代表，反而觉得她碍事，挥着手示意生命的代表离开，别挡在前面。

女儿仍然沉浸在对父亲的埋怨与痛恨中，活在头脑的评判里："我恨你，爸爸，我妈妈的死都是你害的！我恨死你了，你不是个男人！"女儿咬牙切齿地控诉着，为自己所承受的百般苦楚与孤独痛诉。这是一个没有生存意愿的父亲，全部活在死亡的动力中，他承接了属于父辈的命运与情绪，如行尸走肉，这也是一个处境艰难的生命。老师引导女儿看向父亲，对父亲说："爸爸，这是您的命运，我无力承担，我太小了，我在心里为您留一个父亲的位置，谢谢您给了我生命，这就足够了。爸爸，如果我过得比您好，请您允许我，祝福我。"

爸爸回应："我允许你，祝福你！"

做完这部分和解，案主终于放松了一直紧张绷紧的弦，身体的放松与允许，让内在积累太久的情绪和负重终于可以释放。案主号啕大哭，蜷缩在地上。"妈妈，我想跟着你死去，这样比活着更容易。"当生者有这样的想法，有想去跟随的动力，逝者是不会安息的。母亲的代表听到孩子的心声，把脸扭向另一侧，她希望女儿从她身边离开，站起来，好好地活下去。

不用焦急啊！亲爱的！虽然你经历过令人窒息的黑暗，经历过令人绝望的孤单与无助，经历过痛不欲生的考验，我们早晚都会有去到死亡那里的一天，即使所有人都抛弃了你，但我们仍有亲爱的自己陪伴，不离不弃，我们自己就是万有的存在。生命中有那么多的可能性，有那么多新奇的事物等着我们去体验、去经历，我们值得好好活着！

最后，案主终于可以站起来，看见生命的代表，她们紧紧地拥抱在一起！

个案结束。

✿ 杨力虹老师点评：

一个被死亡动力牵连着的人是枯萎的、晦暗的、无力的，没有人生方向，经常陷于迷茫，甚至绝望。而求生的本能加上我和案主间的因缘，驱动着她来到安心正念工作坊，面对自己和家人。尽管，她在来之前纠结、挣扎，内心反复斗争了无数次。

家族里的未完成事件、未被接纳的人，都会形成巨大的黑洞，后代中自然会有充满了盲目的爱的孩子冲上去，试图填补，不惜搭上自己的人生。每个人都是自己业的主人，无人能代替承担。生者与逝者的和解便是解除牵连、替代、纠缠，好好告别。生者对逝者最好的纪念方式便是：在活着的时间里，好好地活着，并且，多做好事，来荣耀和纪念逝者。等生者的时间到了，自然也会去到逝者那边。不用着急，既然我们每个人的归宿都是死亡，何不利用活着的时间，自助助人？让今生不至于白来一趟。

礼敬每一个伟大的生命，愿智慧可以在每个生命中生起！

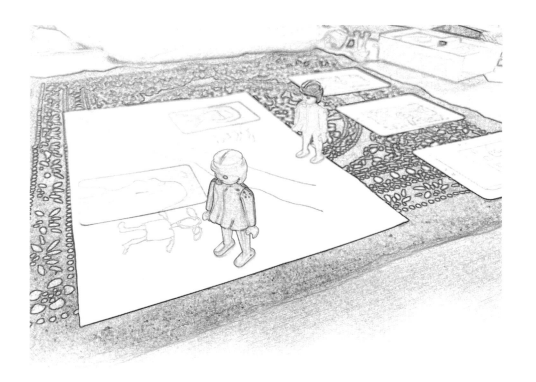

十年生死两茫茫，我想你，我逝去的亲人！

案主的议题是和父亲、哥哥的关系。

案主父亲和哥哥早年双双意外离世。"现在我经常会觉得……"案主指了指喉咙的部分，"会莫名其妙地疼，有时几天疼一次，有时十几天疼一次。"

爸爸和哥哥的代表上场，站在同一侧，案主站在另一侧。老师在中间放置了一个代表生死界限的垫子。

哥哥的代表感觉双腿无力，无法正常地站立，顺势平躺在地上。他的眼神一直关注着另一头的妹妹。哥哥开始抽泣，他忍不住伸出一只胳膊，向妹妹的方向招手。

妹妹被强大的力量吸引着，她跪下来迫不及待地爬向哥哥。当她越过生死界限靠近另一头的哥哥时，站在一旁的爸爸代表气炸了，他怒气冲冲地跑上前，双手拉走妹妹，两只脚乱踢着哥哥伸出来的胳膊和手，意图阻拦哥哥伸向妹妹的手，大声地咆哮："不要！不！滚！滚一边去！"

妹妹被爸爸连拉带拽地离开了哥哥，但是爸爸余怒未消，仍旧对躺在地上的哥哥拳打脚踢，妹妹失声痛哭，哥哥仍然朝向妹妹，无声地抽泣着。此时的哥哥饱受身体和精神的双重痛苦。

妹妹跪在地上，一把搂住爸爸的腰，企图阻止爸爸把脚再次伸向哥哥。

爸爸看了一眼女儿，发现女儿仍然待在"死亡"区域，哥哥还在不舍地看向妹妹。他无法遏制心中的怒火，再次把女儿推向一边，双脚用力踢着哥哥伸向妹妹的手。

爷爷的代表加入了场域，只见爷爷从背后一把搂住爸爸，带爸爸远离哥哥，爸爸跳着脚，嘴里念念有词，情绪难以平静。

随后，太爷爷的代表也被请了上来。太爷爷站在爷爷身后，和爷爷一样尝试从后面搂住爸爸，即使如此，爸爸仍然无法平静下来。女儿看了爸爸一眼，开始向后退，一直退到生死界限处，最后回到“生”的区域，爸爸才逐渐平息下来。

哥哥牵挂妹妹，妹妹对哥哥也万般不舍，兄妹二人希望再次团聚。爸爸想要保护活下来的孩子，希望她回到自己的生活，不要被牵扯进来，所以用强硬的方式拆散二人。

场上的兄妹二人，一个躺在地上，一个跪在地上，二人在生死两头，遥遥相望，泪水涟涟。

在老师的引导下，妹妹走向哥哥，跪在哥哥身边，双手抚摸哥哥，再一次感受哥哥的存在。妹妹的手缓慢地接触哥哥的双手、胳膊、腰、腿和脚，离别之痛和思念之苦混合在一起，眼泪恣意流淌。

兄妹二人相拥而泣。

十年生死两茫茫，不思量，自难忘。千里孤坟，无处话凄凉。

爸爸和家族成员的代表看到这一幕百感交集，内心更多的是对后代的担心，害怕家族业力波及活下来的孩子。爸爸对女儿说：“我们已经做了够多，可以了，你回去吧！”

妹妹在哥哥的怀抱里稍稍镇定了些，她抬起头来看看哥哥，再看看爸爸和家族成员，退回到生死线处，退回到生的场域。

“我尊重这个家族所发生的一切。感谢你们，历经千辛万苦，把生命传到我这里，我是你们的后代。我尊重这个家族的命运，如果我和你们活得不太一样，请你们祝福我，允许我。我在心里为你们每个人都留一个位置。如果我和我的后代不再发生意外，也请你们允许我。”

案主哽咽着，重新收拾好心情，开启新的生活。

个案结束。

杨力虹老师点评：

这是一个兄妹情深，生死也无法阻隔的牵连个案。当我们与逝者仍保持着这样情感的强烈联结时，逝者无法离去，生者也会以生理症状、情绪症状等方式表达对逝者的爱与思念。除非，生者与逝者和解，与

"意外"背后的家族命运和解。

　　对逝者最好的纪念莫过于活出自己，用生命服务生命，这也是荣耀家族的最好方式。等你离开的时间到了，也会穿过生死界限，到他们那边的。

　　祝福案主及其家族！

（附赠"与家族祖先们和解"
的家排和解小音频）

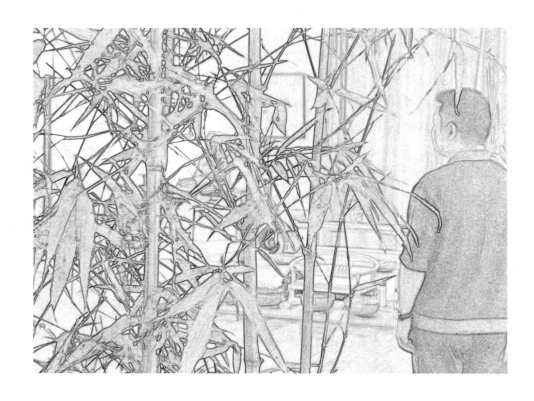

与堕胎孩子和解

被遗忘的生命

每一次的安心正念系统排列工作坊，都有流产、堕胎的个案。

看到案主们的伤悲、痛苦、哀恸、抑郁，听到那些压抑许久的痛哭……

我们真的不该忘记——那些被我们选择遗忘的生命。

他们被制造出来，也许是被爱情，也许是被欲望，还有的也许只是无知，也许只是匆忙和草率，一时的"性起"、冲动……

这些被遗忘的生命是无辜的，被不经意地制造出来，又被随意抛弃了。尊重他们、纪念他们，承认他们在自己生命里曾有过的位置，跟他们和解。然后，才能跟他们真正地告别。

失去孩子的母亲，血淋淋的残酷记忆……这些都会给母亲带来身心上的分裂、重创。这为她们以后的亲密关系带来极大的困扰，也使得她们很难再建立亲密无间的亲近感。因为愈合的只可能是她们的身体，她们心灵上的重创却难以愈合。不少女性随着时间的推移会出现身体上的后遗症，如子宫肿瘤、乳腺癌等跟生殖系统有关的疾病，情绪上、精神上、心理上的后遗症会更多。

但是，我们如果可以真正地看见这些孩子，那一刻，生命便有了转机。

在家排场域或一对一整合个案里，除了与被堕胎的孩子们和解，我还会教给有堕胎经历的案主们一些疗愈身心症状、纪念这些孩子的具体办法。绝大部分案主的情感重新走上正轨，能跟另外一个人建立真正意义上的连接，生命因此有了光彩。

如果我们能够珍爱自己，不去造这些因，那我们就不用去承担、去直面这些果了。听到现在堕胎女性的年龄越来越小，"三分钟无痛流产"广告到处可见，我的心真的痛。个性张扬的时代，年幼无知的少男少女认为可以随意地利用自己的身体，加上长期被父母掌控或者溺爱后一种惯性的反叛模式，不谙世事的他们不懂得爱惜自己的身体，堕胎像处理感冒一样随意。如果不能抚养、珍爱、尊重孩子，那请至少做足避孕措施，这是为你们自己与孩子负责。

　　每一个生命都需要被尊重、被看见，无论是活下来的，还是被堕掉的孩子。

欢迎你，未来的孩子，妈妈准备好了

这是一个有四次堕胎经历的案主，和前任两个男朋友，各有两次堕胎经历。现在的老公是她的第三任，她很爱她的老公，希望能和老公生个孩子，同时，她对生小孩有恐惧，因为她的身世经历：她在刚出生时，就被亲生母亲抛弃，没有给她留下任何相关讯息，然后，她辗转被不同的人收留，直到四个月的时候，被养母收养。在她的童年记忆里，除了被毒打就是被辱骂。这是一个令人唏嘘、让人心疼的生命，一个被遗弃、不被接纳的生命，她的生命历程从出生到现在，不知经历了多少常人无法想象的艰辛与痛苦。

个案开始，案主和未来孩子的代表各自站立在场域的对角处，彼此远远地望着对方。然后，孩子主动走向妈妈，停留在离妈妈较近的位置。可妈妈却没有看过未来的孩子，而是一直在寻找自己的亲生母亲。她跪在母亲代表的面前，双手拉着母亲的双手，头倚着母亲的腹部，试图想要和母亲多些连接。她太渴望这样的连接了。"妈妈，我太想太想您了！"案主低声啜泣着，压抑、沉闷，绵绵不绝滴落的泪水在诉说渴望与艰辛。未来孩子的代表看着她们，觉得妈妈并没有看向自己，因此，未来的孩子也不想进入她的生命里。

案主母亲的代表全程紧闭双眼，不想看女儿，对女儿的伤心哭泣无动于衷。

老师邀请四位被堕掉的孩子代表坐在案主周围。每个孩子听到妈妈的哭泣，都很为妈妈悲伤，更加地贴近妈妈，试图去安慰、陪伴妈妈。案主的母亲看了看四个孩子的代表，但还是不想看自己的女儿。

老师引导案主与母亲和解："妈妈，你生了我，这是事实，我接受这个事实，其余你没有给我的部分，我可以自己去创造。谢谢你，妈妈！你生了我，这是最宝贵的！"老师继续引导案主对母亲说："我其实不怪你，妈妈，其实我是想感谢你，我只想让你知道我过得好，我的心里会永远有你作为亲生母亲的位置。"

母亲的代表开始往后仰，前后摇晃，母亲也有许多来自原生家庭的课题。她对女儿说："不用管妈妈，你可以做你自己！"这时老师添加了两位代表，分别代表外婆和外婆的妈妈，她们依次站在母亲的背后支持着她。

母亲的代表终于蹲了下来，看着自己的女儿，拉住女儿的手。

老师引导案主："透过妈妈，去看到外婆和外婆的妈妈，后面还有好多好多的女性，她们就是这样代代相传，把生命传到你这里的。也许她们没有太多的爱，可是她们把生命传给了你。"

"妈妈，我不能要求更多。如果我过得比你好，请你祝福我，请你允许我。"

母亲代表感觉身体开始有些松动了，表示非常愿意女儿比自己过得好。

案主对妈妈说："妈妈，对不起，我不是故意想打掉孩子，我只是不想跟你一样，把孩子生下来，让他们过得那么辛苦。如果不能给孩子幸福，就不能带他们来到人世间。我错了，妈妈，我没有允许他们的生命，我其实没有你勇敢！"

四个孩子代表听着案主的哭泣，都非常心疼案主！

这时，案主突然想到，自己还有个自然流产的孩子。老师轻声说，"他也应该有位置。"于是第五个孩子代表被请上来。他来到妈妈的身后，用自己的双手搭着妈妈的双肩，用自己小小的力量支持着案主。每个流产的孩子的代表都非常有爱地陪伴着自己的妈妈。

老师指导案主："看一下这五个孩子，每一个都要看见。"老师强调着。

案主很认真地看向五个孩子的代表，流着泪问他们："不恨我吗？你们不恨我吗？如果是现在，我不会打掉你们。我太不懂事了，我太缺爱了！"孩子们的代表听着妈妈的悔恨，全都默默地陪伴在妈妈左右。他们心里对妈妈只有爱和理解，没有恨。

案主的母亲主动给女儿擦眼泪，并对女儿说："你可以做你自己，你可以过好自己的人生！"

"妈妈，我希望你可以找到我，我可以找到你。我知道你心里很遗憾。那一刻，你太决绝了，什么信息都没有留下，你都不想让我找到你。你自己在厕所生下我，就把我扔了，没有一点信息。我要怎么才能找到你？我只知道你的一点点信息，还不知道是不是真的……"母亲代表紧紧抱着女儿，轻轻地安慰着她，试图抚慰着她的伤痛。

"妈妈，我的心里永远都有你的位置，你住在我的心里。"

母亲代表听完，放心地松开女儿，退到一旁。

案主看到身边的这五个孩子的代表，在心里为他们每一个都留下位置。

"在我的心里，永远都有你们的位置，你们都是妈妈的孩子。如果未来我有一个新的孩子出生的话，他是老六，他会活下来。妈妈爱你们和爱他一样多。"

五个有爱的孩子的代表表示可以接受妈妈有新的孩子，并且，他会活下来。

案主感动地说："我每天都会诵经给你们，希望你们过得好，谢谢你们！"

"我也会多去帮助一些小朋友，我会用这种方式来纪念你们，你们都是我的孩子！"

"我从来都没有离开过你们，每天都在跟你们说话。"

孩子们的代表听着，感觉到与妈妈有深深的连接，知道妈妈一直爱着自己，心里也是暖暖的。

这时，未来的孩子代表还是远远地看着妈妈，不想靠近妈妈。

案主伤心地对未来的孩子代表说："我需要你，孩子，我会待你很好，我会让你活下来，好不好，我的身体会好的，你不要担心！"

孩子代表只是微微晃动。

"你在担心什么？"

孩子代表开始心疼妈妈，觉得妈妈好辛苦，心中之前的愤怒也没有了，但还是不想过去。

"你有个好爸爸，你知道吗？是我最终的归宿。他会非常爱你。他非常有爱心。你愿意做我们的孩子吗？他特别好，他很疼小孩子，很善良，他可以做你的好爸爸，我们都会是好爸爸、好妈妈，可以吗？"听到未来美好的画面，未来孩子代表开始愿意走向妈妈，她投进了妈妈的怀抱。

"欢迎你，未来的孩子，妈妈已经准备好了。"

案主的母亲、外婆和外婆的妈妈，这三位代表都在旁边关注这一切的发生。母亲的代表表示虽然自己很无力，但还是愿意为女儿做一些力所能及的事，她全心拥抱这一家七口。

老师引导案主向未来的孩子说："你是我的第六个孩子，妈妈爱你，和爱你的五个兄弟姐妹一样多。你可以活下来，你不是他们的替代品，你可以活得好，我爱你们每一个。"

在舒缓、温柔、有爱而又有生命力量的音乐声中，案主的母亲代表拉起了全家人的手。他们沉浸在爱的连接中，徜徉在爱的大团圆里，感受着爱的滋养与温暖，感受着爱在彼此的心里流淌……

个案结束。

杨力虹老师点评：

有时，不孕不育并不是生理上的原因，而是因缘尚不具足，因为妈妈还没真正准备好，也许妈妈还要和自己的命运和解，也许妈妈还要和自己家族里的女性祖先和解，也许妈妈还要和自己的女性性别和解，也许……

这个个案最有启发性的部分是案主之前堕胎、自然流产的孩子们都对母亲充满了爱，从头到尾都与案主紧密联结，陪伴、安慰、支持母亲，这与案主一直为他们做好事有关。而之前，我们在场域里，在其他堕胎或流产孩子的个案中，经常看见孩子代表拆穿母亲为自己做好事的假象，那根本就是为了母亲自己，母亲心里并没有这些孩子，甚至因为对孩子父亲的恨意，而迁怒于无辜的孩子。所以，表面行为相同，如果后面的发心不是真正利益孩子们，而是为了让自己减少内疚，减轻痛苦，活得好点，关系顺点，那么，做好事也不会真正带来与孩子们的和解。

除非，案主心里真的带着爱，为这些孩子留下位置。

祝福案主及其家族！

与疾病和解

很多身体疾病，其实只是没有整合的内在而已

案主的议题是腿疼，内心有愤怒。

案主其实并无外伤，但单靠自己很难顺畅地行走，尤其下楼，往往需要一左一右两人协助，自诉感到内心有很多仇恨、愤怒……

个案场域中，爸爸妈妈的代表被请上来。之后，妈妈追逐爸爸，爸爸躲避妈妈，两人都不关注作为孩子的案主。爸爸绕场几圈都无法甩掉妈妈，停下来看向地面。妈妈和案主分别在左右挽着爸爸，两人还试图阻止对方挨着爸爸。爸爸感觉背上发麻，寒气升起，不愿意伴侣和孩子靠近。

爷爷和奶奶的代表加入场域，奶奶想把妈妈从爸爸身边拉开，没有成功，便闭上眼睛后退。爷爷站到爸爸的背后支持爸爸，爸爸感觉很温暖，愿意依靠着爷爷。案主多次阻止妈妈和爷爷靠近爸爸，老师说："案主做了奶奶想做的事情。"

案主多次努力要把奶奶拉到爸爸身边，都失败了。妈妈紧紧地拉着爸爸逃离奶奶，奶奶始终不能把妈妈从爸爸身边推开，场域里一片混乱，案主感觉很无力，咚的一声跪在地上。

奶奶指责案主不争气，一边催促案主起来阻止妈妈靠近爸爸，一边自己继续努力阻止。案主跪下后又起来，反复几次去努力阻止爷爷和妈妈靠在爸爸身边，都失败了，最后她跪下不动，伤心地哭泣着。

老师请案主对妈妈说："请你看看我，我是你的女儿。"可案主不愿意，直到妈妈恨恨地说出"我生了你，并不是让你跟他们一起来对付我！"这句话时，案主才愿意对妈妈说："我是你的女儿，请你看看我。"案主也对奶奶说："你和妈妈的事情是你们大人的事情，与我无关，我是小的，你们是大的，我做不到。奶

奶，我替不了你，我做不了那么多的事，我只是个孩子。"奶奶感觉舒服些，不太愿意案主再替自己了，妈妈对案主的埋怨也少了一些。

老师继续请案主看着妈妈说："妈妈，我是你的孩子，我不是奶奶，你是大的，我是小的，你和奶奶的事我管不了。我生下来不是为了跟你作对的，请你看看我，我需要你的爱，我是你最小的孩子。"妈妈感觉不再恨女儿，但暂时也无法爱女儿。

爸爸看不到奶奶，也只能隔着一段距离看伴侣，无法靠近，却很愿意支持案主。爷爷主要关注爸爸，只有一点关注奶奶。奶奶很想靠近爷爷和爸爸，但无法动弹，心里希望一家和美。

案主跟随老师的邀请，找到一个位置，同时看着爸爸妈妈说："谢谢你们选择彼此生下了我，你们给了我生命，这就够了，其余的部分，我自己去创造。我尊重你们的相处方式，这与我无关，谢谢你们生了我，这是最宝贵的。"她用磕头的方式表达对父母的感谢，完成后跪在地上，用双手触摸爸爸妈妈的脚。

老师陪在案主身边缓慢地说："去感受自己是来自父母的生命，生命的能量会源源不断地通过爸爸妈妈的脚传递给你，体内的恨会随着父母的能量源源不断地进入而慢慢消融，有两股力量会在身体里面连接在一起，自己的内在会越来越平衡，你会感觉到你身体的左边和右边是有连接的，是平衡的。深深地吸气，把来自父母的爱吸入体内，呼气的时候，把体内的愤怒和恨吐出来。"

爸爸妈妈蹲下，带着爱轻轻抚摸女儿的头发，老师继续说道："去感受父母的双手传递过来的爱，你会感觉到越来越平衡，越来越有力量，所有的能量会在你体内顺畅地流动。"案主完成和父母的连接，对父母说完"谢谢你们，我接受"之后，慢慢起身，看向父母的眼睛。

爸爸妈妈同时拥抱案主，爷爷走过来拥抱所有人。奶奶站着不动，感觉没有那么尖锐了，取而代之的是孤独、悲伤，想要靠近但又拉不下脸面。老师笑着说："强硬的人，就是需要一个台阶，看有没有人愿意给她一个台阶？"爷爷邀请了奶奶，全家人拥抱在一起，老师让案主去感觉来自大家的温暖。

个案结束。

❧ 杨力虹老师点评：

　　案主的父亲和自己的母亲没有连接，同时跟伴侣也没法连接。案主和奶奶有很强的命运上的纠缠，她内心的恨是承接了奶奶的恨，不是她自己的。

　　很多身体疾病，其实只是内在没有整合的表现而已，并不是身体有什么器质性的病变。当我们内在来自父母的能量能连接、交汇、流动的时候，就不需要用身体的症状来表达这种不平衡了。案主腿脚行走不便的症状只是内在父母的能量没有连接时，身体表达出的一个失衡状态而已。个案完成后，案主的症状也好了许多。

　　对于成年人来说，父母给了我们生命，就已经是最宝贵的了，其他的一切，我们都可以自己去创造，只有孩子才会坐在那里，想要更多更多。

痘痘，你终于可以放心离开

工作坊第一天，个案环节开始时，老师问："谁有议题？"

有位同学欢快地跑上来："我的议题是脸上的痘痘，这个痘痘啊，不知道什么时候来也不知道什么时候走，这几年一直断断续续，时好时坏，从未根除。"

排列开始：

痘痘的代表和案主的代表，各自垂头站着，谁也不看谁，痘痘的代表转身，慢慢走到角落，低垂着眼睛。那边，案主的代表身子微微地摇晃着，双腿无力，一步步踉跄着挪动，靠近案主本人。

"之前有堕胎吗？"老师问。"有一个。"当被堕胎孩子的代表被排在痘痘代表注视的地方时，痘痘代表立马过去与堕胎孩子代表紧紧拥抱，并且说道："很安全，很舒服，感觉我们是一体的。"

案主的代表说："看着她们抱在一起的时候，心里感觉很暖，只是身体没力气，只想靠着案主本人，但靠近她，身体又感觉特别冷。"

案主和案主的代表站在一起，看着那两个拥抱在一起的代表，泪眼婆娑。

"对不起！！你也是我的孩子。你是我的第一个孩子。"案主泣不成声，"你一直在我的心里，对不起，当时我不能要你，妈妈做了这个决定，同时妈妈愿为这个决定负责。"令人悲伤心痛的遗憾原来从未消退，被深深刻在灵魂深处，只不过被岁月的尘埃隐藏，抚去尘埃后，它依然尖锐、刺痛，案主心如刀割，泪如雨下。

痘痘代表拉着这个被堕胎孩子的代表走向了妈妈，她们紧紧抱在一起。爱和理解疗愈着各自的思念与伤口。

良久，痘痘代表觉得自己可以离开案主了，她转身走向远处。"谢谢你陪了我这么久，谢谢你的提醒。"老师引导案主向痘痘代表说，"我现在带着爱，让你离开。谢谢你！"

老师引导案主去感觉一下孩子。

"我现在真正看见你了，在我的心里，永远都有你的位置。你还有一个活下来的弟弟，我爱你的弟弟和爱你一样多。不敢去想你，因为我觉得对不起你。妈妈会多做一些好事来纪念你。等妈妈的时间到了，妈妈也会到你那里。你永远都是妈妈的孩子，你是老大，弟弟是老二。"

孩子代表感觉到了满满的爱，上前深深拥抱了妈妈。

"现在我带着爱，让你离开。"

孩子代表听完觉得可以安心离开妈妈了。案主表示现在的感觉比之前好了一点，也舍得让这个孩子离开了。

"但当她看着我的时候，眼神里还有吸引我的地方。"痘痘代表依然有不舍与不放心。案主转向了自己的代表，问："你有什么想告诉我的吗？"自己的代表带着紧张与恐惧，向后退缩着，不愿让人靠近。老师温柔地询问她："你几岁了？"案主的代表怯懦地回答："七岁。"案主看向自己的代表，感觉她很可怜。

在老师的引导下，案主流着泪告诉她："我看到你了，我知道你很害怕，那个时候，我太小了，没办法保护你，现在，我是一个有力量的女人。你是小时候的我，我是长大后的你，没有人可以伤害到你。"七岁的她躲闪着，像一只受惊的小兔，惊慌害怕，双腿发抖，案主上前温柔地抱着她，安抚她，泪流满面。"现在，没有我的允许，没有任何人可以伤害你！我知道你很害怕，那些都过去了，你不是男孩，没关系，你本来就是个女孩，女孩也是有力量的！"无休止的泪水淹没了她，不被承认、不被接纳、不被肯定的创伤原来早已被刻入骨髓，久远的伤痛翻滚着，席卷而来。她们抱头痛哭。"你不是被爸爸嫌弃的孩子，他也是爱你的，你不用去证明你比男孩强，我们身上还有很多男人身上没有的力量，温柔也是一种力量，柔软也是一种力量！我已经长大了，我可以保护你了！我们是不可分割的！"在案主越来越有力量、越来越自信的安抚中，内在七岁的小女孩终于不再害怕，感觉到安全和放心。

一直站在远处，默默关注一切的痘痘代表此刻也终于释然，感觉一直牵挂着的心可以放下了，"谢谢你陪了我这么久，我现在带着爱，让你离开！"案主真诚地说，痘痘代表听完感到欣慰，感受到她的力量，表示现在可以放心离开了。

"请你放心，我会保护好自己的！"案主又一次说。

原来，所有的疾病都是来保护、陪伴、提醒我们，而不是为难我们的！

但愿我们都能更深入、细微地探索自己，探寻内在幽微黑暗的隐秘，让光照进幽暗！

杨力虹老师点评：

个案第二天，案主的脸上就已经没有了火辣滚烫的痘痘，脸色也从原本的红色降为粉红偏白的正常颜色。充满了爱的痘痘们已经完成了自己的"信使"使命。看见、接纳，与自己曾经堕胎的孩子和解，与自己的内在孩童和解，于案主来说，一个巨大的蜕变与内在整合已经发生。

对待疾病或者症状，一般人惯常的办法是：对抗、排斥、打压。如果你愿意静下心来，细听疾病背后的声音，收到它送给你的信，那么，你会感谢它的到来。

当我们能带着谦卑与尊重，臣服与恭敬，把那些渴望被看见、被接纳的人重新纳入系统，疾病或者症状的使命便完成了，它们便可以放心地离开。

愿天下人皆生起智慧，善待生命，远离身心之苦。

心脏症状——爱的连接中断

案主的议题是心血管堵塞的症状。

老师请案主邀请两个人代表自己的心脏和自己，两个代表进入场域后，互相不看对方，心脏代表感觉害怕和紧张，开门直接离开了场域。案主代表感觉气提不上来，很难受，走到场域边上，蜷缩成一团，坐在地板上。

老师加入一个代表3，代表3走到案主代表旁边，坐下安抚她。案主代表慢慢看向代表3，感觉好一些。老师请案主替换下自己的代表，案主抱着代表3哭泣。心脏代表此时开门进来，感觉没之前那么害怕和紧张了，想回到场域里看看，她看着案主，但不想靠近。

案主看着心脏代表，感觉挺舒服，她跟随老师对心脏代表说："谢谢你陪了我这么久，我特别爱你！我在心里为你留一个位置，你可以去其他更需要你的地方。"心脏代表即刻在地板上坐下来，看着案主。

案主向心脏代表表达说希望自己的心血管能通畅，心脏代表反馈心血管不通畅是案主自己的意愿，和自己没有关系，自己还不想离开。老师邀请案主对心脏代表表达感谢和接纳："谢谢你，因为有你，我得到了家人的关注，如果你想要待在这里，我也会尊重你！"心脏代表想再靠近案主一些，案主说还是很害怕心脏代表的靠近，代表3也感觉心脏部位有点堵。心脏代表说她对案主没有恶意，但听案主说害怕自己，有点生气。

老师加入案主爸爸妈妈的代表，爸爸妈妈的代表上场后相隔很远，离案主也很远，但都看着案主。案主飞快地走向爸爸，抱着爸爸哭泣。之后，她向爸爸鞠躬，走向妈妈。心脏代表和代表3一直陪在案主身后。

老师请案主试一下跪在地上走向妈妈，案主全身匍匐在地上，双手触碰着妈妈的脚，案主喊了好几声妈妈，伤心痛哭，承认妈妈是大的，自己是小的，妈妈弯下腰抚摸案主。老师引导着案主一遍又一遍很深地呼吸，每一次吸气的时候把妈妈对自己的爱吸进身体，每一次呼气的时候，把那些紧张和害怕都呼出去。妈妈又蹲下身来拥抱痛哭的案主。

案主回头拥抱心脏代表，感谢她陪了自己那么久。老师邀请案主向心脏代表请求："我还想在这个世界上多停留一些时间，我想用这些时间多去做一些好事，我也想多陪陪我的孩子。"心脏代表表示愿意支持案主，案主向心脏代表和代表 3 磕头表达感谢。

案主再一次走向爸爸，拥抱着爸爸痛哭，并向爸爸忏悔：因为从小离开爸爸，认为爸爸不喜欢自己，没有得到爸爸的照顾，受欺负时也没有得到过爸爸的保护。爸爸从没有来找过自己，所以一直生爸爸的气，一直都没有去看望和孝敬给自己生命的爸爸，却把女儿对爸爸的爱都给了养父。

老师在案主旁边安抚："去感觉一下和爸爸身体的连接，尤其是每一次吸气和呼气的时候，也许还不熟悉，可是我们的身体里面本来就有爸爸。"案主哭着对爸爸说："你就是我的爸爸，你就是给我生命的爸爸，我还有机会去见你！"

老师请在场的案主女儿进入场域，感谢案主和交还案主的命运："妈妈，这是你的命运，我救不了你，我只能成为我自己。妈妈，谢谢你，你给了我生命，这就足够了，其余没有的部分，我自己创造，我会善用这个生命去服务更多的人。谢谢你当初选择了我爸爸，我爱你们一样多。"

案主前夫的代表被请进场域，女儿一手拉着案主前夫，一手拉着案主，对案主说："爸爸妈妈，我是你们两个人的孩子，就算你们分开了，你们仍然是我的父母，这是无法改变的。妈妈，我爱你，我也爱爸爸，请你允许我爱爸爸像爱你一样多。"

案主看见前夫代表后又开始哭泣，觉得前夫不爱自己，把自己害得很苦，夫妻过到一半就把自己扔下不管了。老师邀请案主对前夫代表说："谢谢你曾经为我做的一切，我现在还恨你，我尽力做一个贤妻良母，没能留住你，我很遗憾。我到现在还爱你，我接受我们已经分开的事实。"前夫代表感觉对案主有点排斥，他没有爱过案主，于是跟随老师对案主说："你太厉害了，不是我想找的类型，对不起，我没有办法留在这个关系里，请你理解我的局限，我害怕。"

案主回头抱着女儿说："对不起，妈妈没能给你一个完整的家庭，妈妈只能尽量地保护你，妈妈希望你能幸福！"

女儿对妈妈说："妈妈，我已经三十八岁了，我有能力保护我自己了，我有丈夫，还有两个孩子，还有自己的志业，我过得很幸福，我也希望妈妈能过得幸福。"老师加入女儿的丈夫、两个孩子以及志业的代表，请案主去看到女儿幸福生活的场景：女婿在女儿身边，外孙子女在女儿身前，不远处的志业代表张开双臂迎接女儿，女儿一家人幸福地靠近并拥抱志业的代表。

个案结束。

祝福案主，打开心扉，放下心结，让积压的眼泪和情绪自由地流淌出来，重新去建立被中断的爱的连接。祝福案主重新拥抱爱和健康！

✿ 杨力虹老师点评：

心脏部位的疾病，很多时候是跟爱的中断相关。案主从小离开父亲，感觉父亲不喜欢自己，又感觉前夫扔下自己不管，案主通过心血管堵塞这样的症状，表达了心里渴望爱的连接却又无法连接的痛，用这样的症状代表了和至爱的亲人连接的中断。眼泪能流出来，是好事，说明情绪管道正在疏通中，情绪长期积压在身体里面出不来，会是慢性疾病甚至重大疾病的肇因。

很多疾病并非我们想象的那样，在个案场域里，经常看见案主追逐着疾病，而非疾病来加害自己。就像案主表达说想要心血管通畅，可是心脏代表的反馈却是这都是案主的意愿，和自己没有关系。许多疾病都是来提醒我们记起某些被遗忘之人的，当我们看清真相，不需要疾病来提醒时，便可以真正地在序位里去爱，去工作，去生活了。

祝福案主及其家族！

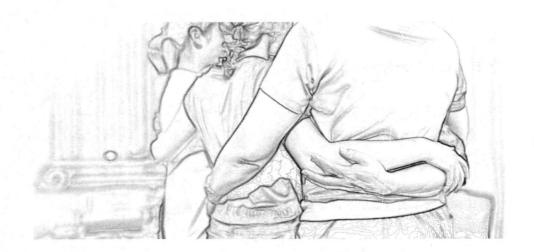

与情绪和解

恐惧可在，恐惧心不可得

　　与友人聊天，他说飞机遭遇强气流时，自己还是本能地害怕了。在此二十天前，我刚与他分享过喜讯：坐亚航飞机从马来西亚回国时遇强气流，这次，我依靠觉知与正念，让自己完全与起伏的气流在一起，身体放松，没有任何对抗或控制，缓慢地深呼吸，真正地"随波逐流"，看着伴随外境波动起伏的心绪，却没有了惯常紧绷的神经质反应，恐惧的情绪也了无踪影，渐渐地，外在即使狂风大作，内心仍波澜不兴。平生第一次如此平静地穿过强气流，真好，修行不就是关关难过关关过嘛。要知道，极幼时，因母亲有近一年时间不在身边，于是，我便变成一个胆小、易紧张，常神经质地大呼小叫的孩子。我不敢与人说话，不敢看母亲男同事的眼睛，不敢看恐怖电影，不敢上街买东西，上学时，晚自习后不敢独自回家，曾有看完鬼片通宵无眠，不敢翻身，僵直一夜的经历……之前，从加德满都回成都那条航线上，经常有强气流发生，记得有次我和女儿吓得惊恐万分，魂飞魄散，而中间的小朋友（外孙女）却是岿然不动，呼呼大睡，让我俩羡慕得很。是啊，那些吓得自己灵魂出窍的，哪一次不是自己的妄念创作出来的恐怖故事？失去觉知时，就会被强大的妄念编剧玩得团团转，仓皇不安，簌簌发抖，但当那惯于放大、加工、渲染的恐惧心被看见时，它就偃旗息鼓，瞬间安静了。就像"疯猴子之心"，自我对话，喋喋不休，当它被看见时，就闭了嘴，演不下去了。

　　恐惧，并不是一种过街老鼠似的负面情绪，恐惧，在动物身上，它是一种本能反应，有时会起到正向的预警与自卫作用，它是每个个体生命里必不可少的最基本配置。如果没有了恐惧，你便可能分分钟遭遇被车撞等类似的飞来横祸；如果没有了恐惧，你的行为也没有了底线，从而危险四伏。

恐惧心，却是不必要的，那只是自己的心加工出来的恐吓自己的妄念，它基本上看不见当下的事实，只是在过去的记忆里与未来的未知中揣测、忖度、比较、加工、渲染，加上媒体铺天盖地的资讯添油加醋，恐惧心就会变得越来越强，离真相越来越远。而让它归于平静的方法只有一个：在开放的觉知中，安静地看着恐惧心，不迎不拒，如其所是，蛇结自解。

在梦中，恐惧心是最频繁出现的地方，可是我们活着的日常，与梦又有何别？人类真是奇怪的动物，充满了被害妄想，素来不知在自己的行为上内省、检视，正所谓菩萨畏因，众生畏果。一打开某视频软件，就可以看见不少人在以戏弄动物为乐，有些浓妆艳抹的青春美少女正进行"吃播"：一口口撕咬生猛海鲜，甚至有人生吃活老鼠，为了点击率，为了成"网红"，什么都豁出去了。这时，我总想，那些学习到的文化知识有什么用呢？利益到他们的人生了吗？让他们从生存焦虑里解放出来了吗？从那些每天捆绑自己的情绪里松绑了吗？这些点赞与流量，带给他们的真的是幸福与快乐吗？他们某天是否也想过，这些动物与我一样，都怕死？

人类还有个狂妄自大的幻梦，认为可以掌控这个世界，万事万物都可以为己所用，供"朕"差遣。是的，科技高度发达，可以上天揽月望星，可以制造人工智能 AI，可是，我们仍有攻不破的癌症难题、艾滋病等，我们每个人都在依据自然规律，携带着习气里的贪嗔痴慢疑之毒，走在"出生入死"的必经之路上。如果我们无法调伏此心，这条路其实是周而复始、循环往复、无有出期的。如果你相信人生只有一次，那今生同为共用地球资源的生命，彼此依存，都是生物链上的一环，相煎何太急？

中医一直讲人体如正气不足、正不压邪时，疫病便易来。放眼望去，四处是目不转睛的低头族，各自活在自己的世界里，作息颠倒，阳气不足，内心焦虑，关系疏离，无力、沮丧、颓废，失眠者与抑郁者众多……试着放下手机，屏蔽那些恐惧心交织编造出来的恐怖预言与假想，带着感恩的心真诚地表达：我爱你。有了这份暖心的爱，更多的人就不必在外面拼了老命地求关注、求点赞了，试一下吧，很灵的。当你的内心有了爱的暖流，阳气自然生发，脸上漾出笑容，讲话和声细语，关系自然和谐，这样的人生，不美吗？

当我们不再带着"人定胜天"的利用之心横行天下，当我们不再贪得无厌，非要虐杀生猛野味满足自私的口腹之欲，让我们内心平和地活在一个没有戾气的世界里，不好吗？

为了这个果，让我们从现在开始，种下和平的善因吧。

愿你们无敌意，无危险，无身心痛苦，

愿你们平和、安宁、放松、自在！

然后，我们可以将慈心像涟漪般扩展到更大的范围，波及整个世界的所有生命：

愿众生无敌意，无危险，无身心之苦。

愿众生善良仁慈，幸福快乐！

躁狂使我活下来

我接触家排是从去年开始，始于阅读了海灵格老师的《谁在我家》。我对这样一种身心治疗方式有了浓厚的兴趣，接着，我买了海灵格老师的大部分书籍，也看了不少他做排列的录制视频，我对这种直观地展示家族成员潜意识动力和内在关系的方法叹为观止，隐隐觉得自己有一天会接触到它，并见识它的力量。

我在 2006 年的时候，阅读过杨老师发布在博客的文章，她的文字非常有力量，真实袒露不矫饰，我被她曲折的人生经历打动，也赞叹她直面人生真相、敢于扭转命运的勇气。这之后的八九年，我没有再关注杨老师，直到阅读了海灵格老师的书后，在奇妙的缘分牵引下，我又重新关注了杨老师，发现她已经在做家排和身心灵疗愈课程，并且有了深厚的佛学修养。这时候我再读她的文字，感到字里行间透出深深的正念与慈悲，没有引人注目的夸张和傲慢，也很少有评判与嗔怒，只有心生敬畏与欢喜。

2016 年春天，我报名了杨老师的课程，打算到天目山与老师相见，但课程后来取消了，不知为何我当时还松了口气，现在想来，是因缘没有成熟，一切的发生都有它的道理。

2021 年的 4 月份，在我身上发生了一件特别的事情，因为与父母的激烈争执，我被送进了精神病院，关了十几天。

当时我极度愤怒与绝望，我之前学过很多心理学知识，知道父母与孩子之间有着错综复杂的潜意识动力与纠缠，我的很多心理问题都与父母的养育方式有关系。当我学得越深入，越觉得父母面目可憎，对他们有极大的怨恨，所以有了这样猛烈的爆发与反抗。

我试图让他们明白，我有多痛苦，他们对我有多么不公平，我几乎是想拼尽全力去摇醒他们，让他们看到我真实的样子，看到我的痛苦。可是这样强烈的改造欲，只会让他们更加失去理智地对待我。他们无法面对我的歇斯底里和深深的痛苦，觉得只有把我送去精神病院治疗才是最好的方式，我内心的四分五裂，他们无法承受。

很感谢杨老师在我住院的日子里，用语音给了我抚慰和支持，我听到老师坚定厚实的声音，心渐渐安定了下来。老师说："当因缘成熟的时候，欢迎你来家排工作坊。"我也下了决心，知道这次相见，离我不远了。

9月份，我来到杭州东天目山，带着我百思不解的问题，和一颗敞开的心。我不知道会发生什么，对家排也有一丝怀疑，我没有奢望要去和父母和解，只是想看看这么多年总是感觉活在无间地狱里，那份苦到底是什么，是什么样的驱动力让我总在无明中团团打转。

我见到了让我心心念想的杨老师，和我想的一样，老师很宽阔，也很稳定，感觉像座山一样，靠近她让我非常有安全感。老师知道我喜欢插花，就给了我一把剪刀，让我到院子里剪花，把房间里都插上。只是我的心依旧沉重，无力欣赏院子里五颜六色的花朵。

晚上的第一个练习，在老师的带领下进行。我在白纸上用左手画画，一开始选了黑色，画出歪歪扭扭纠缠成一团的线，然后选了红色，同样是纠缠在一起像乱麻一样的线。我看着这幅画，心生厌恶，一点都不喜欢，也不想写上自己的名字，只觉得丑陋和恶心。

我给它起了个题目，叫《黑暗与纠缠》。在表达感受时，我说觉得自己好像陷在了黑色的淤泥里，要沉没下去一样，很窒息。老师回应我的时候，意味深长地说，黑色的淤泥是最有营养的。这句话特别触动我，所以后来老师让对画做一些改动时，我画了三对绿色的叶子，感觉比之前好多了，可以很笃定地写上我的名字，也把主题改成了《救赎》。

第二天，开始做个案了。一开始，我是一个观察者，我关注着场上发生的一切，用自己的心去感受。这是一个头脑无法发挥作用的场域，你只能跟随，跟随身体的感觉。

头脑中的以为，和场上呈现的一切，几乎大相径庭，可见我们都被头脑欺骗得太久太久了，裹上了厚厚的外壳，离自己的本心越来越远。在家排场上，这些外壳被无情地击碎，真相被赤裸裸、无情地呈现出来，你还要选择紧抱住头脑里虚幻的执着吗？没有用了，在这里只能选择臣服，臣服于事实真相，臣服于这背后丝丝缕缕肉眼看不见却又真实存在的因果循环。

我在第三天做了自己的家排个案。我的议题是关于自己的躁郁症。从十八岁以来，我已经与它抗争了二十年，这二十年，我住了两次院，吃了各种药，在天堂和地狱之间不知道摆荡了多少个来回，烈焰和冰山反复交替折磨着我奄奄一息的灵魂。

我痛恨着躁狂与抑郁，无论是哪一极，都带给我深深的痛苦。可是，当躁狂和抑郁的代表上场后，他们的移动却显示，躁狂是作为保护我的角色而出现的。老师说，有些病是保护我们的，是为了让我们有活下去的生机。躁、郁，一阳一阴，没有平衡和整合时，就用分裂呈现症状。

当我父母的代表上场后，我妈妈的代表就一直和抑郁在一起，爸爸的代表则和躁狂在一起。我哭泣着无力地躺倒在他们之间，说我太累了，我想死。老师说，其实是妈妈想死，而女儿则要代替妈妈去死。这时加上了活着和死亡的代表，死亡代表一出现，我就从地上起来，想去拥抱她，可是死亡代表推开了我。我无助迷茫地又躺在地上，老师引导我去向爸爸寻求力量，我只能抱着爸爸代表的脚痛哭。我想救我的爸爸，我说我的爸爸会死，我要去救他。当老师说爸爸可以承担属于他自己的命运，我只是个孩子时，我抱着爸爸代表哭喊着，不，我还可以做更多。

我知道自己潜意识里一直想做拯救者，但在这个排列中，我才清晰地看到自己想拯救父母的愿望有多么强烈和执着。每个孩子都天然地爱着父母，想拯救父母，但这注定是失败的，因为父母是大的，孩子是小的。孩子只能做父母的孩子，不能做父母的父母。这样的爱是盲目的，只能伤害孩子本身，当孩子牺牲了自己去拯救父母时，没有人会从中受益，因为孩子的孩子同样会堕入这个轮回，让悲剧代代上演。如果有一个人站错了位置，那么家庭里所有人就都乱了序位。作为拯救者出现的孩子，能量被倒吸，她无法去过属于自己的人生，无法走自己的道路，在这场拯救大戏里，被耗尽、累瘫，启动自毁模式。

我很幸运，在排列中，杨老师提醒我，你累死了。这句话有振聋发聩的效果。后来，我在她一步步的引导下，向我的命运臣服，我把本该属于爸爸的重担，交还给他，我只能做他的孩子，我承担不了不属于我的责任，这太沉重了。

最后，我坚定地牵着活着的代表，走到一个新的位置，看向窗外那重重叠叠的远山，我知道那才是属于我自己的未来，有不一样的景色，有志同道合的人，充满着光明和希望，还有我丢失已久的幸福与快乐。

这三天的家排工作坊，让我看到了场上的悲欢离合，看到了相爱相杀，看到了孩子对父母伟大的爱，更看到逝者对生者深深的祝福。安心正念家排是一个博大精深、善巧方便的工具，杨老师把佛法、心理学、绘画、音乐、舞动治疗和家排结合在一起，当机说法，产生了特别强大的疗愈力量。在她的个案里，你几乎看不到改造欲，她尊重每个生命当下的呈现，尊重一切的发生有自己的因果联系。所有个案，并不需要大团圆结局，也不需要解决所有问题，有时会在最恰当的时候停止，因为这也许对案主来说是当下最好的选择。

杨老师说，家排，不是挖祖坟，也不是满足好奇和窥探欲，她更不会去回答想追根挖底的八卦问题，因为一切是为生命服务，而不是满足小我的自恋。

家排结束后，我找杨老师做了一对一的个案，我的议题是长久以来压在我心里的大石。我准备和等待了已久，最后的疗愈也是因缘具足，水到渠成，就像成熟的果子，可以轻轻摘下了。我看到一些事情的发生，远远不止表面那么简单，隐藏在背后的是更为深远的种种业力纠缠。对于这样的命运，我选择臣服和接受。

我能做的是相信自己的本心，去做我此生该做的事情、能做的事情。顶礼杨老师的慈悲与帮助，我只有深深的感恩与谢意。

最后说一说我的改变吧，坐在从杭州回来的大巴上，我就觉得心情变得特别好，车窗外的景色都亮了很多，心里的大石卸下，身心变得好轻盈。

回到家里，我也觉得家里的光线亮堂多了，看见女儿后，心里涌出很多爱。而在几天之前，我还觉得自己匮乏得像口枯井，很难给出来爱呢。这几天，心都在过去不曾有的定静之中，我清楚地知道自己当下想做什么，并且跟随自己的感觉去做事情。回想自己过去总是烦乱打转像没头苍蝇一样，真的是判若两人，恍然隔世。而且，我把在家排场上做代表的感觉，带到了我的生活里，带到我的当下，去关注自己的内心，感受自己的身体，觉察自己的起心动念。我真的找到了深深扎根于大地那种稳稳的感觉。所谓闻思修证，既然红尘是最好的修行地，关系是最好的道场，那就没有其他的选择，继续修吧，带着我的肉身，带着我的善缘，去增长智慧和菩提心，看见自己，照见别人，这条通往解脱和自由的路，我愿意走下去。

与工作和解

你的无名火可以有去处
——给玲玲老师

知道你是小学教师时，我问你："你平时的愤怒通常在何处发泄？"

你说："大部分时间向班上的孩子发火，尤其是那些不听话的孩子，几乎每天都要冲他们咆哮发火，要是允许打人，我肯定会出手的，这些孩子，太气人了。我实在没有办法控制自己的愤怒情绪，自己从小就整天生气、发火，非常苦恼却没有解决办法。我的排列议题就是愤怒情绪。"

关于老师群体的愤怒，我是早有耳闻的。一份低月薪的差事，里面没有热爱与热情，只有利益的交换，而这份利益只能养家糊口，是"穷人"的收入水平。而这个"穷"不但是物质的，也是身心的。一个自己童年时被粗暴对待过的人，才可能用同样的方式来对待孩子。加上收入、生活水平等带来的心理失衡，无名火就越来越大，而弱小、毫无还手之力、无法自保的孩子，便成为这些无名火的宣泄处。

在我的安心正念家排工作坊里，我总会为教师和医生先做个案，因为他们会影响到更多的生命。爱在他们自己的生命里是否存在，是否流动，决定他们工作的品质。这也是为什么玲玲老师你在工作坊里会被优先做个案的原因。

场域里，你的愤怒情绪代表并没有主动靠近你，而是你一直在主动追逐他，他的目光却锁定在地上。直至爷爷代表上场，你与愤怒代表一起坐在爷爷身旁，双拳紧握，痛苦嘶吼，然后当我引导你说出那句"亲爱的爷爷，我替你"后，你放声大哭。哭声减弱时，你的拳头松开了，扭曲的面部表情也松开了，终于说出"爷爷，我带着爱，让您走，我会多做好事来纪念您"时，你脸上的表情平静而松弛。

当这个移动发生，我知道你的学生们有福了，他们终于可以不再活在老师无名火的伤害中。

在安心正念整合疗愈里，曾经有好些教师案主，从幼儿园到大学教授都有，他们都卡在原生家庭的错位上或内在孩童的创伤里，又或者不认同自己的性别……强烈的愤怒、怨怼无处释放，身体像一个巨大的火药桶，随时准备爆炸。只有面对、疗愈、和解，这一切才能改变。

而另一些案主，他们的创伤是由他们的老师造成的。一位五十多岁的男性案主，至今记得因唱错了曲调，被小学老师嘲讽讥笑、当众羞辱，他想逃开却被老师拉住，罚站……回家后，父母又把他暴打一顿，说老师是为他好，这样的"教育"行为是对的。自此，原本活泼开朗的他变得胆小内向，不肯再唱歌，也不敢再真实地表达自己。一直到做个案时，他都紧张、焦虑地活在自己的"壳"中，刚见到我时，双手一直交叉，不停地搓手。个案后，他终于体会到真正的放松，他说，这么多年了，一直都莫名紧张、焦虑，吃不好、睡不香，总觉得那个面目狰狞的老师就在自己身后，逼迫追赶……

另一位女性案主，出生于农村，八岁转学到父亲所在的城里时，被老师蔑视，被城里同学排斥，她的土气服装和土气口音都会被师生每天拿出来嘲笑。这段转学到城里的生涯成了她人生中最苦痛的记忆，无力挣脱，深陷其中。

她说：每天最怕的就是进校门的那一刻。不敢抬头看任何人，甚至上课时，都不敢抬头看黑板……现在她已经年近四十，没上工作坊前，她经常会被内心的自卑、孤独、羞愧、不配得感虏获，无力又抑郁。她说，父母以为给自己一个城里的好学校就是爱，她无法去向他们述说自己的创伤。她说，在工作坊的内在孩童疗愈个案里，她拒绝去看见内在那个瑟瑟发抖、充满恐惧的八岁女孩，直到完全和解……

如果身为父母和老师，没有觉知、不懂得内省，意识不到自身需要疗愈、和解、调整、改变，那无明轮回便会代代相传。

我们物化孩子，试图让他们总能在我们的掌控、指挥、安排、计划中，只想要听话、顺从、不反抗、无自由意志的孩子。一旦失控，我们那种无力感袭来，恼怒与狂躁便很快抓住我们，情绪风暴下，无辜的孩子们被打击、伤害、摧残、毁灭。

愿越来越多的孩子，被当成有血有肉、有感情、活生生的人，被真正地看见、陪伴、呵护、关心、善待、支持！

祝福你及整个家族！

也愿家长与老师们，内在有更多的和平与善意！

愿孩子们不再受无名火之伤，健康快乐地成长！

愿这个世界，伤害减少，有更多良好的联结与互助发生！

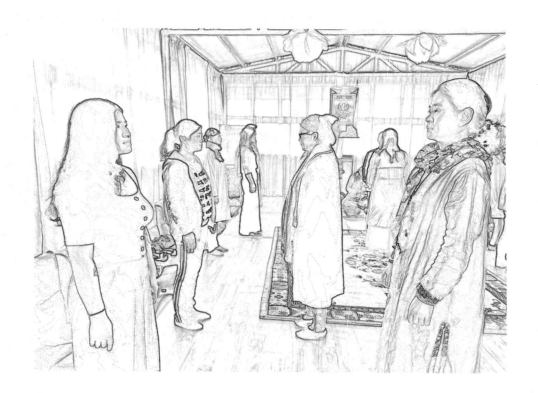

工作和家庭，我该如何平衡？

　　案主是一位成熟稳重的三十岁女性，现任一家大型公司的 CEO。工作中的她雷厉风行，独当一面，广受好评。四个月前，她的女儿来到这个世界，在她的脸上，还能看见初为人母的喜悦，但是由于工作的忙碌，她只能把女儿寄养在父母身边，偶尔回去探望。

　　此刻，她坐在老师的身边，面露难色。老师问："你的议题是什么？"

　　意外地，她变得有些踌躇，慢慢地吐出两个字："纠结。"老师笑问："纠结什么呢？"她回答："工作和生活。"

　　随后，工作、家庭、金钱和健康四个代表被请了上来，老师要求案主按照重要程度依次排序。案主很快做了决定：工作最重要，依次是家庭、金钱和健康。

　　诚如现今很多女性会把工作放在比较重要的位置上，那为何案主会如此纠结，这中间又发生了什么？作为现代女性，如何平衡事业和家庭的关系？相信这个案例会给我们一个非常好的提醒。

　　健康代表一上场就紧紧地贴着案主，金钱代表也慢慢地走向案主。案主感觉很好，她希望带着金钱代表随处转转，并认为和工作、健康代表在一起也挺好的。案主和金钱、工作、健康代表三个站在一起，和家庭代表形成楚汉两界，家庭代表怒目而视，双手叉腰，一脸不甘心。面对家庭代表的愤怒，案主很困惑，并不清楚缘由。

　　看到案主不理解自己，也没有靠近自己的意愿，家庭代表突然像一个受了委屈的孩子一样，掩面哭泣，时不时用袖口擦去泪水。她一边哭，一边喃喃自语："我觉得你们都特别烦人！"像孩子一般撒娇的语气，同时又带着很强烈的委屈和难过。看到家庭代表如此伤心，案主虽然不明就里，但内心充满了酸楚。

老师问案主："当家庭的代表哭泣的时候，你能看到她吗？"案主坚定地回答道："看得到。"家庭代表缓缓地止住了哭泣，带着孩子般的稚气和童真，说出几个字："你不许走。"

一直被忽视的家庭代表内心充满了愤怒和不甘，觉得只有在自己哭泣的时候才会被看见，也只有在这一刻，她才能找到表达内心渴望的出口。

案主看到这一幕，感觉心口很痛，痛到想要离开。一直在工作中保持成熟稳重的她，此刻被震撼到。她再也无力用成熟的微笑和得体的礼仪处理场域里的情况，哪怕在工作上她处处得心应手。家排场域的强大力量，让一个被层层包裹的人一点点融化，一点点走向真实的内心深处。

案主移动到门口，难过地低下头，突然，她双手掩面，开始痛哭。除了是一名大型企业的 CEO，她还是一个有血有肉、有需要、有感情的女人。

工作、金钱和健康代表站在原地，家庭代表紧紧跟随案主的脚步，来到案主身边。案主觉得哭笑不得，再次离开，走到家庭和工作代表中间的位置。此刻的她，内心充满了纠结。工作和家庭都是她想拥有的，很多时候她认为工作比家庭更重要，现实中也给予工作更多的时间。看到家庭代表如此委屈，并且紧追不舍，她不知道如何解决这个难题。

案主看看左手边的工作代表，感觉工作给了她特别大的压力。再看看右边的家庭代表，她似乎明白了什么，她走近家庭代表，和家庭代表深深地拥抱在一起。她长长地舒了一口气，脸上露出久违的笑容。

工作代表看到案主和家庭代表在一起，感觉很舒服，还是会看着她。金钱和健康代表也感觉很舒服。

家庭代表告诉案主："我要你每天陪陪我。"案主低下头，没有言语，似乎对于她来说，这是一个难题。

"陪伴"两个字很简单，但是对于有事业心的女强人来说，似乎并不是件易事。

是啊，对于一个刚刚出生的婴儿而言，对母亲的爱和对母亲的需要，胜过这世界上所有的一切。任何用金钱买到的贵重物品都不如妈妈的一个拥抱、一个笑脸、一声亲昵的呼唤珍贵。对于一个丈夫而言，他渴望爱人的温暖和真心的交流，这显然不是任何工作上的成就与荣耀或华丽的表面形式能够替代的。

由于案主忙于工作，疏于陪伴家人，甚至把工作的思维带到家里，让家人感觉不到温度，感觉不到爱的存在，家人积攒了很多委屈和伤心，一直没有发泄出来，直到在个案现场，案主才真正发现家人委屈的来由。老公、孩子这两个最重要的人，一直默默支持和陪伴自己，但是他们内在的渴望，又是多么需要被看见和满足！

案主的心开始融化，她在内心真正感受到了深深的歉疚。她搂住家庭代表因为哭泣而变得颤抖的身体，一边抚摸着家庭代表的肩膀，一边轻声安抚："对不起，对不起。我不会像以前一样走形式了，我好好地陪你，我们去看电影，做你喜欢的事，好不好？"

当案主口头承诺陪伴家人时，家庭的代表却感到质疑，她并不相信案主可以做到。案主内在的愧疚再次升级，长期处在工作环境中，她已经练就了一身铜盔铁甲，很难在家庭生活里脱掉这层外衣，很难放下工作角色，完全放松地陪伴家人。

案主杵在工作和家庭的代表中间，表情十分痛苦，健康的代表说感觉到自己并不是很舒服。是啊，当我们内心充满了纠结，无法平衡工作和家庭的关系，我们一方面充满了对家庭的愧疚和牵挂，另一方面又压抑愧疚的情绪，带着压力工作，我们的身体也会受到影响，健康就会出现问题。

老师引导案主尝试在工作和家庭的代表之间来回走动，象征着案主需要花费一段时间工作，还有一段时间是在家庭，每天如此，两者兼顾。家庭代表感觉有些心安，但看到案主和工作代表过于亲密的时候，家庭代表会感觉到有一丝不舒服。只要案主和工作代表的亲密关系不超过自己，家庭代表就觉得可以接受。而在这样的反复尝试中，案主也终于找到了平衡，内心很舒服，感觉也很踏实。当她再次看向工作代表时，感觉工作也没有像以前一样有吸引力了。

个案结束。

🌿 杨力虹老师点评：

　　工作提供我们物质基础，保障了我们的生活，同时让我们在服务客户时，实现了自我价值，我们要感谢工作。作为一名职业女性，必须要平衡好工作和家庭两者的关系，因为我们除了单位的职位外，我们同时还是妻子、母亲，还是女儿、儿媳。有时，我们全力投入在工作上时，就不用连接与感受家里的烦心事，不用面对各种恼人的家庭关系了，同时也逃开了不愿面对的痛苦感觉。工作，往往成了一个最高大上的逃避关系的理由和幌子，就如许多缺位的父亲，都躲在工作的幌子下，自欺欺人。工作并非那么忙，底层的动力只是不愿回家而已。"工作狂"通常都有个被打压、被伤害、被漠视的童年，其实，那么强烈地渴求成功，也许只是在强化自我重要感，渴望被（父母）看见，被认同与赞扬。这是最深层的动力来源。当然，我们成年后追求成功，实现自我价值，是无可厚非的，只是我们不需把工作作为逃避家庭的场所。将自己的时间、精力平衡好，带着爱，陪伴家人，这样我们才能从关系里找到幸福。

一个强大的人的内在是平衡宁静的，能量可以自由流动。

祝福案主及家人。

工作的困惑该何去何从？

案主的议题是工作上的困惑。

案主在工作中有时会觉得委屈、压抑，还有些压力，想要逃离。这份新的工作快有一年了。

"想通过这个个案达到什么目的？"老师问。

"跟工作和解，希望更有力量地走向稳定的工作状态。"

"从大学毕业到现在共做过几份工作？"

"七八个吧。"

"每一次离开都是和平离开的，没有人际纠纷，只是觉得其他的工作可能会是更好的平台。"案主继续说。

"那现在的平台还不是最好的平台吗？"

"还可以，有一些发展空间，薪资待遇也还行。"

"好，那现在你去邀请三个代表，一个代表你过去所有从事过的工作，一个代表你现在的工作，一个代表未来你想要的工作。"

案主邀请两位女士和一位男士分别代表过去的工作、现在的工作和未来的工作，并凭着自己的感觉，移动他们到自己认为合适的位置。代表们在被她推到的位置站好，并闭上眼睛，感受所在位置带来的身心变化。（这是传统的家排，新家排是极少干预、介入的，甚至个案过程中没有任何言语。老师会依据当下的因缘，应用不同的排列。此次，因为现场有不少从没接触过家排的学员，老师特别做了这个传统家排的演示。）

以前的工作代表感受：感觉到愤怒。

现在的工作代表感受：手脚有点麻，不想待在这个位置。

未来的工作代表感受：不要离我太近。

案主自己感觉很平静。

随即，移动开始变化，每一个代表的位置都有了移动和调整，现在的工作代表移开了几步，以前的工作代表走向了远处，背向着案主，带着委屈。"我看到过去有点悲伤。"案主看着过去的工作代表黯然神伤的背影，忍不住流泪。"情绪出来是很正常的。"老师解释，并询问三个代表此时的感受。以前的工作代表反应是"不想看到她"，现在的工作代表有点犹豫迟疑："感觉还没找到正确的位置，但比刚才的位置好一点。""那你呢？"老师询问未来的工作代表。"还可以，没什么不舒服的感觉，不想靠她太近，不想看到她，跟我没关系。"

无法跟过去的工作和解，就不能在新的工作中顺遂，互相滋养，更无法展开新的可能。所以，和解要从以前的工作开始。"对她说，谢谢你，我从你那学到很多。"老师引导案主看向以前的工作代表。"我有今天的成绩，是因为有你。"案主流着泪说。以前的工作代表转过身，感觉比之前好了一些，但仍委屈地流泪。

"感觉一下现在有什么话对过去的工作说？"老师轻柔耐心地引导。案主抽泣着说："这么多年让你受委屈了，我现在真正看见你了。我因为工作有了收入，给了我好好活下去的机会。谢谢你，我爱你们，谢谢你！"案主真诚地道谢，向过去的工作代表深深鞠躬。做完这部分和解，老师问案主："现在有什么感觉？"案主抬起了身，脸上有了些轻松和平静："我觉得她可以看见我，我很开心。"

"嗯，很好，这七八份的工作做了几年？"

"做了九年。"

"对过去的工作说，谢谢你陪了我九年，这是我生命里很重要的九年，我从你这里学习到许多。"

说完后，案主和以前的工作代表都感觉到了轻松与喜悦。

"我想问一下她，你真的喜欢我吗？"现在的工作代表带着怀疑问案主。

"有时候喜欢，有时候不喜欢。"案主如实回答，"我喜欢你的真诚，喜欢你的坚持，喜欢你的努力，我不喜欢你的放弃，我不喜欢你的无助。"

"当她这么说的时候，你有什么感受？"老师询问现在的工作代表。

"我觉得她说的是她自己。"

"对的，她说的是她自己。"老师说。

"那你能接受吗？这份工作有你喜欢的部分，也有不喜欢的部分。"老师问案主。

"能。"案主回答。

未来的工作觉得这一切跟自己没关系，但也不太想离开。

老师问案主这三个部分哪个更有吸引力，案主回答只想停在这，哪里都不想去。案主感觉内在力量比之前坚定了一些，她再次真诚地看向现在的工作："我接受你，我会好好地爱你，我接受你所有的部分，我相信这部分是可以转化的。"她的语气里渐渐地多了些自信、力量和坚定，现在工作的代表摇晃着无力的身体，跟跄着，迈了几步，张开了双臂，她们拥抱在一起，拥抱自己的完整。

现在的工作，代表了真实的自己，而不是工作本身，案主需要完成的其实是内在整合。

个案结束。

❦ 杨力虹老师点评：

任何关系，汰旧迎新，都要带着尊重感恩之心。工作，也不例外。

表面上案主是在选择工作，内在却同时进行着整合疗愈。

语言，是属于左脑的，是逻辑、理性的，而场域的呈现，才是属于右脑的，是潜意识、直觉的。

当我们没有力量、选择困难、陷入迷茫、进退皆难时，多半还有与自己的父母、原生家庭、家族失联的可能性存在。尊重、臣服、和解、联结，懂得感恩，便可以心无挂碍地走在成功之路上。

如何与上司们相处?

案主的议题是和两个上司的关系。一个是分管领导,一个是部门主管。

两个领导的代表上场后,案主迅速和分管领导代表站在一起,两个人相视一笑。部门主管代表则站在三米外,闭着双眼,双手叉腰,时而背对他们,时而叹气摇头。在案主的邀请下,分管领导代表主动走向部门主管代表,但部门主管代表用力摆手拒绝,直接走向案主,拉着案主的手不松开。意外的是,部门主管代表随后又牵起了分管领导代表的手,用力地打了他手背三下,案主看到这一情景,毫不犹豫地站在了分管领导代表的左侧,拿开了部门主管代表的手,并试图恢复部门主管代表的情绪,缓和紧张的氛围。

"不是你的错,跟你没关系,是他的问题,你就是傻,你跟着他,不会好的!"部门主管代表面对案主的反应,说出这样一句话。面对如此直接的表达,案主突然放声大笑,此刻案主感到好笑的同时,也充满了无奈。据案主描述,部门主管在现实生活中是一个直爽的人,口无遮拦,我行我素,所以办公室经常因为他的快言快语而硝烟弥漫,这也让很多同事以取笑部门主管为乐。

"你们都不理解我!"部门主管代表不但没有被理解,反而被笑话,这让他心生不爽。他也有很多情绪无处诉说,包括对分管领导的不满,对案主"站错队"的惋惜,以及对周遭人无法理解自己的苦涩。

"他太像我爸爸了,我爸爸就是这样。"案主低头,她在部门主管代表的身上找到了爸爸的影子。

老师说,关系,都是从投射开始的。修行,就是收回所有的投射。

老师一句一句地引导案主,让案主看到站在眼前的不是爸爸,而是领导。

"你是我的领导,我是你的下属。"

"我很感谢你，谢谢你对我的照顾，你是一个好领导，我看到你的善良和才能。"

"我理解你的局限，尊重你的命运，接受你本来的样子。"

说完，两个人拥抱，案主和部门领导代表都感觉很舒服。

案主转身面对分管领导代表，眼睛里似乎有些疑惑，感觉和分管领导之间似乎还有一些纠结。

"我感觉分管领导很像我的先生，很包容我，允许我犯错，我真的很感激，但是有时候，我知道他希望我帮他做他自己的事情。"

老师引导案主："你是领导，我是下属，你是优先的，我尊重你。我退回到我的位置，我只做好我位置上的工作，对不起，你的事情只能由你来做，我也有我自己的事情。"

说完之后，双方感觉都很好，都能接受现状了。案主非常开心，终于能够做自己，不需要在单位那么辛苦地承担本不属于自己的东西。

❦ 杨力虹老师点评：

工作关系，其实许多时候都会是原生家庭的投射翻版。在工作关系里，要看清楚投射，收回投射，回到自己本来的位置，保持界限，同时又彼此联结。关系里的纠缠，都来源于越界、错位、失衡。只有当我们收回投射，站对位置，各负其责，工作关系才会单纯、有益、有效。

与金钱和解

父亲的遗产之争

案主议题：案主有两个哥哥，三个姐姐，自己在家里排老六，是最小的孩子。原来一家人关系很好，甚至没有吵过架，但在父亲离世后，二哥却想要霸占遗产，由此引发巨大争议。

大哥、大姐、二哥、二姐、三姐的代表上场后所站的位置，和出生顺序不同，案主面向五个人站立，因为站在最小的位置觉得不放心。老师说，她站的是父母的位置。

兄弟姐妹的感觉是：大哥很平静；二哥不想被孤立；大姐想离二哥远一点，二哥站在了大姐的位置，大姐过不去；二姐想离三个人都远一点；三姐站出场外，觉得身体很冷。

老师选了三位代表躺在地上，大家立刻注视着他们。案主开始哭泣，觉得中间一位是爸爸，她边哭边诉说自己内心的崩溃，交托遗嘱时她没有请律师，因为不相信会有这样的事情发生在自己家里，没想到二哥会抢夺遗产。老师拿了一只颂钵，放在爸爸身边，它代表遗产。而二哥的代表说，对遗产，他并没有特别想据为己有的感觉，而且看着案主这样哭泣，他心里很难受，觉得悲伤。大姐的代表来到案主身边，搀扶、支持她。躺在地上的爸爸的代表哭着说："希望告诉每一个子女，你们都得好好活着！"大哥代表走上前，把代表遗产的颂钵拿给了案主，因为觉得她太孤单了，没有和大家站在一起，并和案主拥抱痛哭。二哥代表说："看着遗产拿到案主那里，没有太多感觉，是比较坦然的，而且看着大家这么难受，觉得财产那样处理，大家不再因为这件事这么不融合，心里也会舒服许多。"三姐代表此时感觉也没有那么难过了。

老师说，去观察下一个移动，你的身体会带领你。案主径直走到二哥代表面前，却无法按照老师的引导讲话，只想问二哥为什么。老师再一次引导，让案主告诉二哥代表："你是我哥哥，你是大的，我是你的妹妹，我是小的，我尊重你，我尊重你身上发生的一切。"二哥代表听了这些话，觉得悲伤没有那么重了，心里放松许多。和财产相比，他更在乎的是妹妹的感受，因为妹妹的感受呈现面前时，对自己冲击比较大。老师让案主试一下自己的位置，案主站在了最后老六的位置上，之后，其他兄弟姐妹也都归位了。躺在地上的爸爸代表说："感觉平静一点，尤其是在二哥代表说话时，感觉心里舒服一些。财产在身边时感觉很沉重，头疼得要炸开，拿走时觉得轻松许多，觉得遗产的方向是对的，但好像有一侧方向得到较少。"案主表示不明白，老师问她这个位置感觉如何，她回答的是挺平静的。老师让她看着前面的五个兄弟姐妹代表，对所有人说："你们都是比我大的，我是家里的老六，我是小的，我尊重你们每一位。"之后，老师询问大家对遗产的感觉，是否有吸引力。案主回答自始至终都没有看过它，其他人有几位关注它，而二哥代表关注的是父亲代表。老师询问案主："这个遗产是否可以由大哥分配？"案主说："现在实际的情况是，五个人是一个方案，二哥自己是一个方案。"老师引导案主对爸爸代表说："如果我们能将您遗产的一部分用来做慈善，其余的部分我们六个人平分，这样的方式您觉得妥当吗？"爸爸代表的反应是，从紧张得抖动，到全身都放松，了无牵挂了。大家也都接受这个方案。

最后，老师引导兄弟姐妹代表向躺在地上的代表鞠躬，一起说："我们会好好活下去，我们会多做好事来纪念你们，请你们安心。"而案主也要从错位中走出来，慢慢学着适应老六的位置，记得自己不是父母，也要让兄弟姐妹多承担一些。

案主和所有代表握手，表示感谢，个案结束。

🌿 杨力虹老师点评：

遗产，不仅仅是钱财，更是情感，也是价值观。争遗产，不一定是要钱，往往是试图留住人。

家里最轻松的孩子是没有继承遗产的那个。而继承遗产的，都必然付出相应的代价。只要善用金钱，让它流向有爱的地方，便人、物两安，家庭和谐。

　　祝福案主及其全家！

　　也很开心听到案主说他们全家在父亲在世时就有做慈善的传统，善是人间最珍贵的法宝。

金钱，在母女之爱中流动

案主自诉议题："我的议题是和母亲、金钱的关系。刚才我在做和母亲、金钱关系的练习时，感觉到母亲有很多愤怒。我的眼泪一直往下流，不知道为什么会哭泣……我感觉母亲的愤怒越来越大，就像一个气球，马上就要爆炸了。我内心升起了很多愧疚，想走过去抱她。可是感觉母亲的怒气未消，反而有越来越多的愤怒。"

"你妈妈或者是你的家族长辈期待你是男孩子吗？"

"是的，因为我是家里的长孙女，我小的时候，妈妈经常会说，如果我是男孩就很好。我外公在我妈很小的时候就去世了，所以妈妈也很缺乏父爱。"

随后，妈妈和金钱的代表被请了上来。妈妈一上场就径直走到角落里，案主在后面紧紧跟随着妈妈，妈妈有一些不情愿，想让孩子远离，案主似乎感应到了妈妈的拒绝，停在原地，小声抽泣着。

妈妈代表大口地喘着气，表情痛苦。

金钱的代表躲得远远的。

外公外婆的代表被请了上来。

外公关切地看着女儿，两个人对视后，紧紧抱在一起。外公大声哭喊出来，嘴里说着抱歉的话，愧疚地抚摸着女儿的后背，外婆也走上前，一把搂住女儿，妈妈在外公外婆的怀里大声哭泣，失去父亲的心痛和对父亲的思念如洪水涌上心头。

老师引导案主在妈妈代表面前跪下来，以一个孩子的身份去看着妈妈。案主用手不停砸胸口的部位，郁结的情绪在心中得不到舒展。妈妈颤抖着后退，外公站在妈妈的身后，双手搭在妈妈的肩膀上，给妈妈力量。

老师引导案主对妈妈代表说："妈妈，谢谢你给我的生命，你是大的，我是小的。"听到这句话，妈妈代表主动往前走了几步。

"我接受你的命运，理解你的局限，尊重你原来的样子，而不是我期待的样子，对我来说你是最恰当的。"

妈妈代表听完感觉内心很平静，可外婆代表的胸口处有一些难受。

老师再引导妈妈代表去面对外公代表："爸爸，我很想念你，你是我爸爸，我在心里永远留有你作为爸爸的位置，请你也在心里给我留一个女儿的位置。"这句话似乎戳到外公代表的痛点，他难受地跪在地上，父女二人在此刻互诉衷肠。

爸爸内心深爱着自己的女儿，意外离世并非他的本意，对于还没有长大的女儿，他有很多不舍和愧疚，遗憾不能陪伴女儿成长，没有给予女儿更多的爱。

而女儿在父亲脆弱的一刻似乎也能够理解爸爸了。妈妈代表双手抚摸过外公代表的肩膀，希望给他一些安慰："我尊重你离开的决定，你透过我活在这个世界上。我会永远记得你，亲爱的爸爸。"

得到了爱和支持的妈妈转过头来看着自己的女儿，内心也平静了一些，她和女儿相拥而泣，用力地抚摸着女儿的后背。

爱在母女之间流动着，金钱代表有意向案主移动，想和她们抱在一起。

案主感到万分轻松，她终于可以放下拯救妈妈的责任，原有的愧疚在这一刻全部都放下了。

"妈妈，那是你的命运，我背不动，我只是你的女儿，如果我想成为我自己，请你允许我。"

妈妈表示同意。

妈妈看着女儿，一点一点往后退，女儿不愿意放开母亲的手，拉扯着母亲："妈妈不要走！"

妈妈像是被一种无明力量吸引着，不停地后退，一直到墙角处。

"我接受你离开的决定。你给了我生命，这就足够了。"

案主说完起来，转过身，背对妈妈。

"感觉一下，母亲在背后一直看着自己，母爱源源不断地输送到你的身上。往前迈一步，你的目光会透过这面墙，这座山，来到非常远的未来。你看一下，通向未来的这条路上有阳光吗？"

"有。"案主坚定地说道。

"看一下这条路是宽广的大路还是曲折的小路？"

"曲折的小路。"

"小路两旁有什么？"

"有大树。"

"还有什么？"

"还有我的孩子。"

案主笑了，在场上第一次敞开笑容。

"感受一下来自妈妈的爱，她就在你的背后。你感觉一下身体哪个部位有比较强烈的感应？"

"我的左上肩。"

金钱代表看到这一幕也很开心，案主再次看见金钱代表，充满友善地走过去与她抱在一起。

个案结束。

❧ 杨力虹老师点评：

每张钞票背后都藏有母亲的脸，孩子对母亲的爱通常是无条件的，母亲过得不好，孩子通常愿意付出一切代价——健康、事业、金钱、婚姻……甚至生命来拯救母亲。有一句话深藏于孩子内在："妈妈，我怎么敢独自幸福？"除非，孩子交还属于母亲的命运，带着母亲的允许和祝福成为自己，善用母亲给自己的生命。

当母女和解，金钱方能来到案主身边，自由、和谐地流动。

祝福案主及其家族！

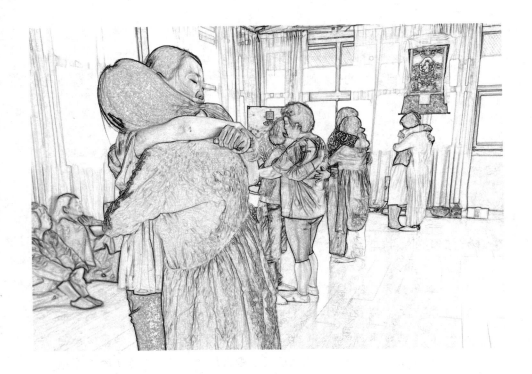

为何我的投资总不顺利?

案主自诉议题:"我的议题是和金钱的关系。我在财务上一直比较吃力。从2013年不再上班开始投资以后,并不是很顺利,上一笔投资遇到金融诈骗,钱有去无回。如今想和朋友一起投资养老院,不知道能不能成功。"

"所以你的金钱包括两部分,一部分是工作所得的工资,一部分是投资的钱。"

这两部分金钱代表被邀请了上来。

案主看见投资的钱(简称投资)的代表后,面带恐惧地向后退,一直退到角落里,眼神闪烁,来回徘徊,时不时抚摸胃部。投资的代表看到案主后,同时做出向后退和抚摸胃部的动作。

工资的代表站在两个人的中间,刚开始很有兴趣地看着案主,但是发现案主并不是很在意自己,于是表情失落地转过身去。

"你的感觉如何?"老师问案主。

"胃不舒服,一直想要打嗝,看到投资的代表后很恐惧,很想逃开,但是感觉他们面临的处境也很恐怖,又舍不得离开,所以一直在纠结和徘徊着。"

这是一个两难的困境,留和走都由不得自己。

母亲的代表被邀请了上来。母亲代表一上场,案主的眼光就一直锁在她身上。母亲代表背对案主站立着,浑身发冷,身体忍不住打战,双眼紧闭着,似乎是被什么东西惊吓到了,之后身体前后剧烈地摇晃着。

"你的感觉如何?"老师问母亲代表。

母亲代表哆哆嗦嗦地吐出一个词——"害怕"。

案主站在母亲代表的身后,看到母亲代表晃动着,马上要跌倒,案主大步走过去，从背后扶住她的肩膀，企图用自己的力量稳住母亲。母亲代表似乎很排斥案主的行为，她晃动着身体，有意摆脱案主的双手。案主感觉到母亲可以站住了，慢慢退后了两步。

投资的代表看到这一切，感觉胃部很疼。

案主再次走向母亲代表，从后面抱住她。母亲代表奋力地挣脱儿子的拥抱，走向远处。案主带着四五岁孩子的哭腔，拉着母亲代表的胳膊，大喊道："妈妈，你别走！"

母亲代表的脸上出现了不耐烦的表情，她一次次地挣脱儿子的手。看到母亲拒绝自己的行动，年过半百的儿子，再也控制不了内心的情绪，跪下来号啕大哭。

母亲代表堵住耳朵，儿子再一次扑上去，跪在母亲代表身边，可是母亲代表完全一副不想听、不想看的样子，愤怒地把儿子推到一边去。儿子再次跪到地上，痛苦地号哭着。

"妈妈！"

母亲看看他，感觉胸口很堵，不停地抚摸胸口，另一只手对孩子摆手，示意孩子不要再接近。

母亲家族命运的代表上场，站在高处。

母亲代表看到家族命运的代表，直接走了过去，牵住家族命运代表的手。儿子见状也径直走过去，母亲看见儿子如此执着，忍不住抽出一只手来，停在半空中。"我很想抽他。"母亲代表带着愤怒说道。

儿子跪在母亲和母亲家族命运的代表面前。

躲在家族命运代表背后的母亲代表依然感受得到儿子殷切的目光，看着儿子如此坚持，母亲代表怒火中烧："你快点走开！"

此刻母亲只想让儿子离开，过好自己的生活。

母亲家族命运的代表，抚摸着自己的胃部，感觉到有一些不舒服。

老师引导案主向后退了两米，跪在地上，表情冷静了许多。母亲看见儿子后退，平静了很多。

"我承认我救不了你。我只能做你的孩子。你是大的，我是小的。"案主说道。

家族命运的代表感觉很难受。母亲代表说："跟你没有关系，你过好你的生活就可以了。"

母亲用强硬的方式逼他离开，不希望他在这个地方多纠缠。

老师引导案主站起来，转过身，案主低下头，对母亲强硬的态度有一些失落。

"感受一下，你的四面八方都有能量，你感受到哪个位置的能量更强？"

"后面。"

案主的后面站着母亲和母亲家族命运的代表。

"再往前走一步，感受一下，来自前后左右的能量，感受一下哪个位置的能量更大？"

案主向前走了一步："还是后面。"

"再往前走一步，再次感受。"

"后面的能量影响小一些了。"案主叹了一口气。

"放得下你妈妈吗？当你去拯救她的时候，你也剥夺了她成长的权利。"

醍醐灌顶的一句话，惊醒了案主。

"再往前一步，就是一年以后，再次感受一下。"

"感觉背后的能量没有了！"

"很好，此刻在自己的心里说，我在我的心里，给家族的每一位成员都留一个位置。"

母亲和母亲家族命运的代表此刻感觉很轻松。

"你并不是妈妈的拯救者，你只能做她的儿子。"老师一语点破。

这时候投资的代表感觉和案主产生了一些连接，开始移动。

"也许投资的钱还有希望拿回来。"

案主笑了。

个案结束。

❦ 杨力虹老师点评：

金钱是有能量的，它流向有爱的地方，当爱变成了拯救，便带来困扰。

而投资，如果是损害他人利益的赢利，那投资者也会因此付出健康、关系甚至生命的代价。如果投资者从事的是一件利益他人、服务生命的事业，那投资就会顺畅流动，来去自由、丰盛。

投资须谨慎，是从投资者发心而言。

还有一些案例显示，当我们得到的利益是牺牲了另一个家族的利益时，子孙是要替父辈还的，这就是为什么有些人总留不住钱，而有些人莫名其妙有偏财运。"福荫后代"与"父债子还"一样，皆因果不虚。

祝福案主及其家族！也愿你成为"福荫后代"的祖先！

杨力虹老师智慧金句

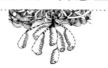

- 很隐蔽或者很高调的恋情，往往很容易结束。

- 父母离婚了，孩子长大后离婚的概率也特别高，那是孩子在向父母表达忠诚与爱。

- 亲密关系只属于当事者双方，不要告诉孩子你的那些关系，知道的秘密越多，孩子的压力越大。

- 步入婚姻，也需要先感谢曾经的单身。

- 我们往往对最亲近的人视若无睹。

- 世界上没有坏人，只有没有得到爱、没法去爱的人。无人回应之境，便是绝境。

- 每个女人，都可以像花一样绽放，我们有存在于世间的女性价值。

- 一件事，他怎么做不重要，重要的是他为什么做，发心是什么才是最重要的。

- 没有绝对的对与错，对与错也在转换当中。

● 我们去工作，有些时候不仅仅是为了赚取钱财，而是逃避某些我们不想面对的关系。工作是个绝佳的"避情所"。

● 当我们说"没有时间"的时候，只是没有时间用在自己身上罢了。

● 当你还在问"为什么"的时候，因为你还没有臣服，不愿接受，所以才会一再追问"为什么"。"为什么"只能喂养头脑。

● 真正的爱是不求回报的，是满溢、流动的，那里面有慈悲，没有具体对象。

● 所有的平衡都是在不平衡中完成的。

● 优雅是慢的，动作缓慢，不急不躁。一个急惊风的人，没办法把他和优雅联系起来。

● 很多时候，我们以爱的名义掌控对方，然而，我们给的真是对方想要的吗？

● 真正爱一个人，那就如其所是，如其所愿。我们通常盼望：爱他就是如我所愿。

● 在我们数钱数得很欢快的时候，问问自己，还记得当初赚钱的目的，当初赚钱的发心吗？

● 愤怒有时是好东西，可以帮我们划清界限。

第三章

在序位里去爱

除了生命，我们还可以给女儿送上祝福

在这个世间，母女间的纠缠密密麻麻，母女间的相爱相杀是最易见到的常态。

一方想摆脱，一方想掌控，双方的命运纠缠交错，相互拖累，成为一个纠结矛盾、冲突密布的命运共生体，谁都无法真正成为自己。

每一段这样割舍不断、绵延扩展、恩怨交织、爱恨混合的母女关系，撕开纷乱的表层，里面无一不是：爱。只是，这份爱是错位而盲目的。

我从小也是在母亲的"十个男人十个坏"的"催眠圣经"里长大的。当然，伴随我成长的还有父亲无休止地对母亲的辱骂，对我的暴打，以至于许多年，我在亲密关系、亲子关系里都有困难点。直到 2007 年元月，我父亲突然离世，我对人生及各种关系有了反省的机会。当我成长自己、弄清楚自己时，便更懂得孩子。当我清楚明白地看见中国这块土地上自古以来，两性是如何互动时，便能真正臣服、尊重、交还父母与祖先的命运，并由衷地生出对他们的理解与爱。

作为一个母亲，还有什么理由不祝福、不希望女儿与她爱的人从此过上幸福快乐的生活？除非，这个母亲还是个要求被人关注、被人呵护、被人重视，希望不被人"始乱终弃"的孩子。是的，尽管我们的生理年龄已经很老了，可是我们的内心，真正地长大成人了吗？在我的家排工作坊里，看见过太多对相互拖累型的母女，母女关系的位置是根本倒置的，女儿过早地成了一个"母亲"（俗称的小大人），而母亲，则是那个永远拒绝长大、不愿归到母亲之位的"孩子"。当需要剪断"心理脐带"时，母女俩通常会僵持许久，谁都不愿意先松手。在这些年的社会新闻里，我们经常可以看见老年人满地打滚地撒泼、控诉、声讨……每当此时，我更愿意看见他们内心住着的内在孩童，那个被恐惧、担心吓坏了的孩子。

好多人都有这样的母亲。于是，好多困难的母女关系便诞生了。在各种公众场合，我会有意识地去观察母女间的互动，去听母女间的对话。比如，在机场，一位抱着外孙的母亲问女儿："登机口是从这边过去吗？"正在玩手机，跟在后面的女儿答："在楼下，你以为每次都在同一个地方吗？"语气里多是嘲讽与不屑。这样"没好气"的对话被我太多次听到，每一句正常的表达都会被怨怼而又无法分离的母女们加工成带着负面语气的反问句，或掺杂各种讽刺挖苦。没有尊重，没有感恩，没有序位。似乎对方为自己所做的一切都是理所当然。母亲们在抱怨：我为这个家付出了这么多，不都是因为你，因为你的孩子？女儿们在控诉：不能跟我妈说话超过两句，第三句一定是负能量附体，一接触她，就觉得整个世界瞬间黑暗下来了……

在不安全的环境里生长，又必须去面对不安全的环境，男人又如此靠不住，他们会带给女人更多的伤害……还不如我们母女互相依靠，生死在一起……曾经在我的家排工作坊里，有更极端的案主母女，母亲已经成功地破坏了女儿的两次婚姻，第三次婚姻也正在破坏中，母亲对女儿说："离婚，然后我们祖孙三代生活在一起，有吃有穿有住，不靠男人，等我死后，实在熬不住时，你再找个老伴就行了。"这样的话语，作为一个正常人似乎无法理解。可是，如果站在一个女性创伤严重，家族里一直男女能量对立、冲突的背景里，就能明白她正在血泪控诉着什么，家族里又有什么被遗忘的部分是渴望被看见、被尊重、被接纳的……

这位案主的女儿，一个充满了爱与忠诚的孩子，只是这份爱错了位，搭进了自己，也在混乱的家庭系统里无能为力。是啊，小肩膀要扛起这么多不属于自己的重担时，能不崩溃？能不咬着牙，和着泪地好强、努力？甚至，她不敢伤妈妈的心，不敢提自己想与父亲有联系的要求，更不能表达自己对父亲的渴望与爱。

这种错位的爱，这种深切的心碎之痛，我也曾经经历过。从家暴婚姻里出来后，我曾经在十五年时间里不让女儿去与她亲生父亲连接，理由是：我要保护你，不能让你去跟那个"烂仔"学坏。所以，我拒绝与前夫有任何来往，拒绝协议上的抚养费，我改掉了孩子的姓，让孩子叫继父为爸爸。

我为女儿找到一个善良宽容的继父。我们做了最好的安排，给她提供最好的生活，挑最好的学校，我们全家从来不提那个"烂仔"。而我，却心怀强烈的内疚与自责，四处逃离，到广州，到北京，不敢真正接近、面对女儿。十岁时，女儿终于爆发愤怒，质问亲生父亲之事。再后来，十二岁开始抽烟（这支烟，代表被排除在外的父亲），初二退学，彻底跟着我，朝夕相处。那时，我才看见：你越想逃离的，越会强烈地反弹回自己身上。打回原形，无处可逃后，不得不面对。其间，母女俩时有怨怼、冲突、争吵发生。我们无法真正亲近。她叫我"虹姐"，我称她"妹妹"。记得某个夜晚，女儿醉酒而归，与我抱头痛哭："妈妈，无论发生什么，我都爱你。"而我那颗坚硬冻结许久的心，被触动，开始融化。

女儿十七岁时，我请吴文杰老师做了第一次我的家排个案。当场上女儿的代表四处游走、无法停下的时候，我彻底崩溃，哭声撕心裂肺，惊天动地。直到她亲生父亲代表出来，他们迅速靠近，互诉思念之情，和解从这里开始。

那一夜，我彻夜未眠，我突然领悟到：孩子是无辜的，她完全不应被拉扯进父母这些恩怨情仇中。在父母忙着争是非对错时，我们都根本没真正看见过孩子，更别提爱孩子了。当然，对内在创伤都还没疗愈过，从自己父母那里也没学会过爱的父母来说，局限与困难显而易见。

我愿意去学习，去努力，去修正，去调整。第二天，我通过朋友查到前夫的联络方式，给他打了电话："我准备送女儿来看你。"他喜出望外，同时为过去的行为道歉，他的话语与家排场上代表的话完全一样。当我打电话告诉现任伴侣这个决定时，他松了口气，说："早该这样了。"

我们自己在情绪之苦中，无力自拔，把孩子捆绑在一起，却口口声声说：那是爱。如果我们用心去看，就会清楚，这是在从孩子处索求爱。

是的，我们有过创伤。人生的可爱之处永远在于，你是可以从创伤里开出绚丽的花朵的。你可以修正自己的心，修改自己的命运。每个人，都可以带伤前行。创伤背景下，你可以宅心仁厚，也可以恶毒尖酸，你是有选择的。善因善果，恶因恶果，皆自然发生，非人力可以扭转结局。所谓命运，不过都是自己在承担之前选择的结果。

对母亲最好的报答是：成为自己，善用生命。因为，每个人都有自己的命运需要承担。母亲如是，女儿如是，各归其位，相安和谐，彼此滋养。否则，这样无法分离的纠缠，会延续到自己的下一代身上。凡自己不面对、不疗愈的，一定会传给自己的孩子，"长大后，我就成了你"，孩子也在用这种方式，表达对父母的爱与忠诚。尽管，是盲目而扭曲的。很多让自己身陷不幸的女儿，内心都有一个强大的声音："妈妈，如果你都不幸福，我怎么敢独自幸福？"是啊，天底下的孩子，都有最伟大的爱。只是，即使你过得比母亲更惨，但除了减轻自己的内疲外，于母亲的幸福毫无增益。

还想对与女儿的"心理脐带"尚未剪断的母亲说：即使你把女儿绑在身上，世界也没有你要的安全，因为，世间事分分秒秒都处于变化之中。除非，你的内心允许变化，允许孩子长大，自己成熟。保护孩子的心可以在孩子成年后就放下了。生命之河永远是滚滚向前的，不可逆流。

当你看见女儿身边多出了一个可以照顾、陪伴、关心她的男人，他还可能是你外孙们的父亲，一家人，其乐融融，这是多美好的画面啊！当然，你也可以以爱的名义，阻止各种"坏男人"靠近女儿，你也可以诅咒这段婚姻，甚至让它根本就不成功。如果你是真心希望女儿得到幸福，如果女儿愿意为自己的选择负全责，你可以同意她成为自己吗？如果她活得比你幸福，不必重复你的命运，你允许吗？如果答案是是的，我会相信，你可以真正地爱女儿了。因为，除了给女儿生命，我们还可以带着满满的母爱，给她祝福。

愿天下的母女各归其位，苦尽甘来。

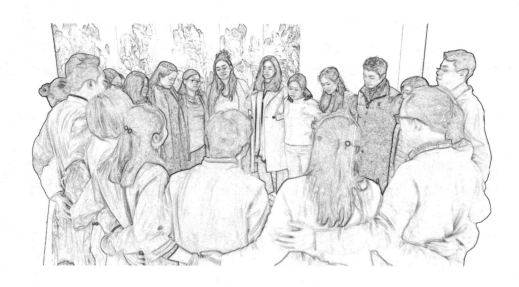

后妈不是妈

　　我作为系统排列师，作为曾有过二十四年"后妈"经验的女性，想对天下后妈们提的建议是：后妈不是妈。后妈永远不可能替代亲妈。因为这本是不同的系统，所以女儿、妈妈之类的称呼不妥，让孩子叫阿姨，孩子会放松。任何想证明比亲妈更优秀的行为都会遭到孩子的隐形攻击，孩子潜意识里会千方百计地证明："在这个世界上，我只有一个母亲，她不可被排除、被替代。"你可以在继子女面前轻松好过的办法是告诉继子女：我是你父亲的伴侣，你叫我阿姨就好，我会善待你。真正爱孩子的亲生母亲都希望看见自己的孩子被另一个女人善待。这样的界限与距离，使得继母可以与继子女相处得轻松、融洽、和谐。

　　如果有一直心怀愤怒的前任呢？如何才可真正平静下来？作为她曾经的伴侣，男方需要承认且感谢她也曾经为这段关系付出过，而不是一味指责、贬低，同时，各自为分手这个结局负起自己的责任。作为后来的伴侣，需要对前任感恩：感谢你的离开，让我有了今天的位置。这一点，很多人有误解，以为伴侣越讨厌前任，自己的地位就越高，越重要。好吧，如果一个被排除被贬低的前任始终让你们"同仇敌忾"，那么，你们也许会发现你们的亲生孩子身上经常会有莫名其妙的愤怒、暴躁情绪。家排工作坊里见过太多案例印证。

　　一个真正成熟的女人才可能拥有亲密关系，否则，都只是在玩"寻找理想爸爸"的投射游戏。世界上并没有那个你还没提要求，对方已经知道你要什么的"理想父亲翻版"。每个决定后面都跟着一个行动，而行动后面总是有个结果，既然是自己当初做出的选择与决定，那就勇敢承担这个结果吧。每段分手，事实上，都是一个成长契机，如果不在这个分手里生出智慧与洞见，那就太可惜了，那就势必形成习性，不停重复。每段痛苦的人生经历，对于懂得自省与反思的人来说，其实都是一次学习的最佳时机。而只会坐着抱怨、指责、将责任外化的人，永远都只会坐在"受害者"之角，念叨那句"都是你们的错"的老台词。好在，生命总是有选择的。

在情海里"过尽千帆"再结合的伴侣，两人相遇时，也许正在彼此能量匹配、同频之时。情投意合之下，更多的是惺惺相惜的懂得。与前任的和解，友好告别，都是大家各自要面对的功课。

亲密关系只属于当事者，不能让无辜的孩子掺入其中，成为小法官、调解者甚至拯救者。

最无知的后妈是：和孩子争风吃醋，要证明自己才是男人最心爱最重视的人；阻止孩子与亲妈连接，试图将孩子据为己有，删除、改写过去；仇视孩子，始终把孩子当成前任的代言人；强行让孩子改姓……这些举动，都会破坏自己的亲密关系，更会影响孩子（包括自己的亲生孩子）未来的关系。

伴侣分开，是大人的选择，与孩子无关，在孩子的内在，你们永远是完整的。

后妈其实并不难为，只要发心良善，界限清楚，位置端正。

祝福所有再婚的家庭各归其位，让爱流动。愿天下的闹剧越来越少。

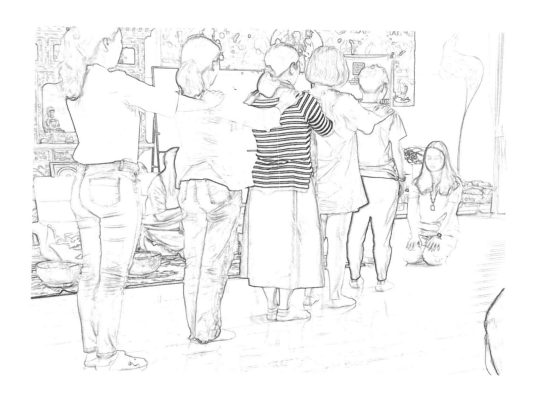

恋父的底线

我经常遇到这样的咨询：老师，我一直在与自己年龄悬殊大的男人里找父亲的感觉，通常对方都是已婚男人，所以，不光彩的第三者骂名便落到我身上，其实我的父亲已经离世多年了，我该怎么办？

恋父情结，如同恋母情结一样，精神分析里有详尽的解说。

而在家排个案里，我看到的是来访者在排列里，都是与父亲并肩站立的，她们通常会站在父亲的左侧，有些也站在父亲的背后。

一次，一位三十八岁仍找不到伴侣的靓女来做个案，她站在父亲代表的背后，拉着父亲代表的衣角，不看任何人，她的台词是："没有一个男人会比我的父亲好！"

她的个案给我很大震撼。她的这句话道出了好多女性的心声。从她身上，我看见诸多在情感里纠结的女性，也看见了自己。我们往往会在年龄大的男人那里找寻与父亲相似的安全感与呵护，我们不愿长大，我们愿意待在父亲温暖的怀抱里，愿意活在他赞赏、关爱的眼光中。父亲的肩膀，才会是我们挡风遮雨、抵挡伤害的地方。

恋父不是问题，纠结才是问题。

生命充满奥秘，也许不是我们的大脑能理解和解释的。

只要纠结，就会形成身心障碍，就会在关系的连接中出现问题。

关系中一个愿打、一个愿挨，互相配合在生命舞台上演出，两相情愿。

最怕的就是不甘。见过一对有三十年年龄差距的老少配，女方经常发飙，因为事实上，她并没有从心底接受这个比自己大三十岁的男人，所以，她每天都在扮演受害者："你比我大三十岁，为什么不知道为我提包？为什么不给我买这件衣服？为什么……"她会死在这些假设与"为什么"里。在这段关系里，她的年龄是拿捏对方的把柄，她的平衡法则是用年龄换取自己想要的一切，包括财富、地位、照顾、关心、呵护……她无法接受男人曾经有过的婚姻与孩子，她说："看见他和前妻生的女儿，就老想到他的前妻，有时，我真想掐死她……"这个年轻的女子仿佛活在地狱里，她被自己的嗔恨与贪婪打倒。

恋父是有底线的。破坏别人家庭，当然在道德规范上就犯了大忌，这一下就让自己陷于不义之中。这个不道德的"下风"角色会让自己本来具有的年龄优势荡然无存，背上被伤害者诅咒与怨恨的重负，加上自身的内疚与痛苦，多种交叠的苦换不来长久的甜，那些短暂的激情、欢愉与转瞬即逝的温情、快乐总会被这些沉重的负能量压制、消解、打击，让自己身心俱疲，不得翻身，内伤严重，生命的火花因此耗损、减少甚至熄灭。在伤人害己、飞蛾扑火般的念头生起时，观察一下，颠倒梦想，还要持续到几时，才能罢休？

恋父者对于自己的母亲，如果没有底线，也有伤害。恋父过度，会占据本应属于母亲的位置，你用恋父的态度向母亲挑战：我比你更适合他！这有些让人无法理解，也有些残酷。事实是：恋父者站错了位置，伤害了大家。

所以，我对这样的案主的引导，是让她对爸爸说："你是我的父亲，你的伴侣是我的妈妈，她比我更适合你。我只是你的女儿。你是大的，我是小的，我把属于你的命运交还给你。我也有我自己的人生，我也会有我心爱的伴侣，如果我过得好，请你祝福我！"

然后是对父亲的感恩、鞠躬，让案主退回到女儿的位置。

当然，对于已经成为丈夫的"父亲替代品"，女方也可以自己醒来，重新调整、经营关系，或轻松地说：再见。

祝愿每个错位的案主可以正视自己的内在，尽快归位。愿天下家庭和美、幸福。

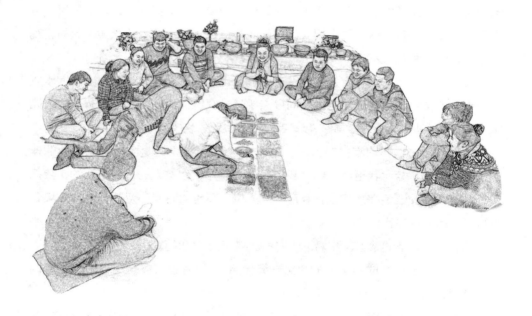

界限清晰，才有关系的和谐美好

春节的脚步越来越近，于仍未脱单的男男女女而言，这脚步，犹如午夜场的恐怖片里，那令人心跳加速、惶恐不安的配乐，让你体验到心惊胆战的同时，还品尝到无路可逃的绝望。

好不容易趁着假期，飞奔到父母、亲戚身边。然而，一场场热心而细密周到的盘问早已等候多时："还没找对象吗？……上一个不是挺好的，怎么又分手了？……你公司里的那个男同事就不错嘛！……你小学同学孩子都上初中了……我们已经给你物色了一个相亲对象，条件很不错……"

没完没了，无边无际，围绕着你的婚恋大事，全家总动员，甚至亲朋好友齐上阵，你的婚恋成了聚会时最重要的谈资与主题。你仿佛被剥了衣服，身上挂满了相貌、年龄、身高、体重、收入、工作、学历等诸多标牌，供人审视，任人拣择。

在这些"热心"面前，你无处遁形，一切都不得不"被包办"，不得不"从实招来"，你仿佛成了一个待价而沽的商品。在众人的焦虑与担忧中，界限模糊。

这种以爱之名、以关心为幌子的"热心"，让你感觉不到被尊重、被理解，更无法感受到被爱包围的幸福，你在这些"包办"中，烦恼丛生，只想远离。因为，这些所谓的爱与关心，背后的真正动力通常是恐惧、担心、掌控。真正的爱是"如其所是，如其所愿"，爱他，就让他成为自己。于中国家庭而言，这样的高度的确难以企及。更多的催促与"包办"，不过是为了家人虚荣的面子。毕竟，长久以来，他们都活在别人的评判与价值体系里。全社会的焦虑，都在驱动着大家朝向一个表面的完整——结婚生子。这可以让许多人逃开内在身心的不完整，还可以逃开内在幼稚，拒绝长大成熟的真相。

这一切的发生，已经远远超过你能忍受的极限。而我们在面对安排时，往往只会有两种态度：忍，离。其实，不管是忍耐还是疏远，都不是最佳方案，且对自己和家人都会造成或大或小的伤害。从小到大，被遗弃、被吞没的恐惧，经常会抓住我们，让界限难以建立。

自古以来，中国人的界限都是缺乏的。许多家庭成员之间，都形成了一种模糊的共生关系：你就是我，我就是你，我们是一家人，应该一样。你的事就是我的事，我可以替你做主。都是为你好，你的是我的，我们的也是我的……我们没有学习过如何建立界限，于是，各种关系里的困难与障碍势必接踵而至。

当一个家庭界限模糊混乱时，成员之间的关系互动模式也一定存在问题。纠结、矛盾、冲突、对抗，还常伴着愤怒、怨怼、不满等情绪。一个家庭，每位成员都有自己的正确序位（通常以加入这个家庭的先后顺序排位，孩子们则以出生的先后顺序，包括那些未出生的孩子），成员之间可以尊重、包容彼此是独立的个体，可以拥有自己独立的立场、选择、观点，不去过分干涉其他家庭成员的选择和处世方式，也可以不接受别的家庭成员的过分干涉。理想的家庭关系，是每位成员既享有各自独立的选择，又相互尊重联结。

如果你希望自己从这些无休止的操心里获取一个为自己确立界限的机会，那么，这个春节，你可以带着尊重与恭敬，对父母及其他长辈说："你们的关心，我非常感激，你们永远都是我最亲的家人，我也尊重和理解你们的想法。我是你们的后代，现在我已经是成年人了，与你们一样，我可以为自己的选择负责，我相信自己有能力做出最好、最恰当的决定。如果我活得跟你们不一样，请你们允许我、祝福我！"

隐忍的孝顺，是时候放下了。隐忍的孝顺里埋藏着的负面信息是：你们老了，我懒得跟你们一般见识。这既是一种排斥，又是一种不屑，甚至，还有居高临下的僭越与错位。

消极的应付与逃避，里面隐藏着不满和攻击性。而攻击性，常常带着愤怒的情绪出现，它有个非常重要的功能就是划分界限。如果你能觉察到自己的攻击性，恭喜你，说明你的生命还充满活力，而没有攻击性的人是枯萎、退缩的。其实，对至爱亲朋，你也可以说"不"的！好吧，不妨从此刻起，开始面对真实的自己，重新建立关系，划分界限，同时，为自己的情绪负全责。跟那个人人称赞的"好孩子""好人"说再见吧。我在工作坊里，经常带大家做确立界限的练习，经常有人无法划出自己的界限，对自己建立界限的要求也说不出口，生怕因此丢掉了在乎的关系。而每每家排个案里呈现的事实却是：越勇敢地划出界限，越能让一段关系互动顺畅，和谐持久。勇敢地划出自己的界限，并不带情绪地如实表达："这是我的界限，没有我的允许，请你不要进来。谢谢！"唯有真实做自己，归位，减去恐惧与担忧，才可能拥有美好、滋养、共赢的关系。

在家庭里如此，在社会上更需如此。

当我们没有学会如何建立界限时，我们进入社会关系、亲密关系、亲子关系时，都会困难重重。社会上流行的道德绑架，学校里的暴力欺凌，无一不是界限丧失的结果。

曾经，我做报社记者时，因为人脉发达，我也热心给单身男女做媒。直到有一天，某位单身人士说："你是看不惯我们单独存在的自由吧？为什么你会认为结婚就一定比单身好呢？"那一刻，我做媒的热情才冷却、降温，同时，我退出了别人的地盘。是啊，为什么一定要结婚，才可以幸福快乐呢？放下"结婚生子才算完整"的"我以为"后，如释重负，轻松自在。让每个人选择自己的人生，不是一件更美好、更完整的事吗？

记得某民宿老板讲过一件事，游客一进店，他总会笑脸相迎，问候"您好！"。可是，回应这句问候的人很少，甚至，没有任何反应，目光更不会对视。游客们往往对他每年赚多少钱、铺租多少、利润多少非常有兴趣，张口便问。每当这时，民宿老板总是尴尬，只得用半开玩笑的口吻告诉对方"这是秘密，就不告诉你"。明明是隐私，却被人这样随意公开打听。

这些细节，无不透露出中国人缺乏界限，且疑心重重。

而在界限缺乏时，关系里必须有人先站出来，划出并标明自己的界限，就像那位提醒我的单身人士，就像这位民宿老板。

一切关系的和谐顺畅流动，皆源于两个字——尊重。

当大家在原生家庭里能够各归其位，各司其职，和而不同时，其余的关系难题便可迎刃而解，你就会所向无敌。我相信，"恐婚"与"恨嫁"都将不再是困扰你的难题，"催婚"与"逼嫁"也不会再是你家人们的重中之重了。毕竟，人生的选择权永远都只能在自己手上。

祝福你，有一个界限清晰、关系和谐美好的人生！

愿我们无敌意，无危险，无身心之苦，愿我们保持快乐！

杨力虹老师智慧金句

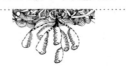

- 在当下，任何的发生都是最恰当的。

- 如实表达，不要让对方去猜，根本没有人猜得到你想要什么。就算对你很熟悉的人，他们也不知道你心里到底想要什么。毕竟，人都活在瞬息万变中，就连你自己都不清楚下一分钟会生起什么念头，何况对方？

- 夫妻之间，很多时候妻子的指责、挑剔、抱怨、唠叨都是为了想要对方看见、认可、亲近。不妨简单点，直接告诉他："请你抱抱我。"丈夫也许就恍然大悟，从一头雾水里解放出来了。

- 不管父母之间发生了什么事情，曾经发生过什么故事，不要掺和在其中，那是他们的事情，都与身为孩子的你无关。

- 亲密关系是两个人的事情，是神圣的，不可让第三者插足。这第三者有可能是父母，有可能是子女，有可能是社会上定义的第三者。一旦第三者介入这段关系里，就会关系崩溃，整个局面混乱，没有任何人会从中受益。

- 金钱的流失其实并不一定是一件坏事，金钱的流失可能为你保住了一条命。

- 先辈如果有侵占他人财产的行为，后辈就会付出金钱甚至健康的代价。不义之财都是留不住的。

● 身体是一个很好的容器，有这个肉体我们才能去修行，因为有它，我们才能感觉到很多幸福、快乐甚至悲伤、痛苦。

● 一个快乐的母亲对孩子来说，是多么重要。一个不快乐的母亲，孩子都不敢快乐。孩子一快乐，就会对母亲内疚，甚至有背叛之感，孩子会想：妈妈，你那么苦，我怎么敢独自快乐？我怎么敢独自幸福呢？每个孩子都有伟大的爱，只是，这是无明的爱，还有愚忠。

● 有时候语速过快，除了透露出你内在的焦虑外，别无他用，因为对方也许根本听不见你。

● 花美不美，与花无关，只与观花者相关。

● 一脚踏空，偶有开悟境界。一片空白，洞见时有呈现。

● 真正的力量，是平静地面对世间一切的发生。

● 同样的一阵风，影响力度大不大，取决于自己，如果你弱，风就强，如果你强，那便无所畏惧。就如，你吹口气到小蚂蚁身上，吹同样大的一口气到大象身上，承受者决定风的级别。

● 最完美的自己就是你已如实接受的本自具足的自己。

● 在房间里乱扔衣服的人，内心也是混乱的。

● 没有案主，疗愈师还存在吗？实无众生可度，皆是因缘聚合。

● 有时，恐惧和愤怒一样，都是保护我们的，让我们警觉，逃离危险。不用把它们决绝地打到负面阵营，允许一切都在流动、转化中。

● 求助是一种能力，示现出自己的柔弱无助，是需要极大勇气的。

第四章

爱途指南——杨力虹老师问答集

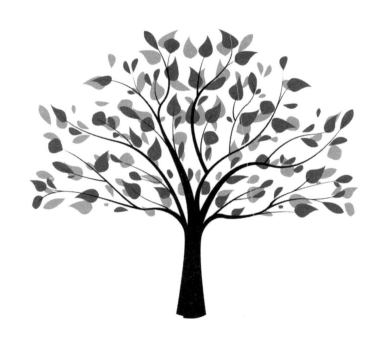

"女强男弱"最好的结局是什么?

采访丨小安

在女强男弱的亲密关系中,女方有能力,通常也有意愿对生活中的各项事务大包大揽,因此也往往在心理层面占据高点,而处于弱势的男方,表面上坐享其成,是绝对的获得者。但这种施与受严重失衡的关系,能够持久吗?能令人觉得幸福吗?如果不希望简单地放弃这种关系,而想要在关系中有所进益的女性,又能做些什么呢?

问:很多女强人都说自己是被逼的,是这样吗?

答:如果刨根问底,大多是自己选择的——有的是为了证明给父母看,我不比你们养一个儿子差;有的是我要做救世主,我要扛起全家的重担……这样的孩子通常是站得比父母更高的。当她们面对亲密关系时也比伴侣站位更高,她要做领导。女强男弱的搭配中有一个很强的拯救情结,拯救的对象表面上是弱势的伴侣,实际上后面还有一个更大的动力,是拯救自己的整个家族与原生家庭。这个内在的动力会使她们形成一种模式,就是她们只可能找到比她们弱的伴侣,因为她们潜意识里希望通过在弱势伴侣面前扮演强者,来完成拯救自己父母的心愿。但这个方法显然行不通,目前为止没有成功案例。

除了这个原因以外,女强人愿意进入一个女强男弱的关系,我想是来自人类的集体潜意识,对陪伴、群居的需要。除非你已经自性圆满,否则没有几个人可以真正孤立地生活。据我的观察,就算物质非常强大的女性,她内在的阴阳还是不平衡的,还是渴求在伴侣身上满足某些部分,实现她的价值。我见过一个事业非常成功的女性,一到她暗恋对象的身边,动作都变形了,很羞涩很怕犯错,甚至都有点自卑。我后来在很多个案身上也看到这样的共性——再强悍的女性都想在心理上有个男性作为依靠,这可能不是意识层面的理智的选择,而是潜意识的需要。

问：女强男弱的搭配是不是只在我们这个时代才有？

答：是的，我认为是这个时代追求所谓现代文明的一个后果——无论男女，都把物质作为衡量价值的唯一标准，这种扭曲的价值观将男性的阳性能量给阉割了。当然，人在成长过程中必须被社会阉割，这是让他人格完善、适应社会的必经之路，但是现在阉割得有点过头了。同时让女性的阳的部分也过盛了，而且女性的阳盛，其实是心肾不交、外强中干的状态——女性对应地，大地深处的地心是火，但现在这个能量太强，烧到地面上来了。而男性对应天，天到极高处是极寒，现在寒的部分太强大，把他们自己的阳也遮盖了。

问：关系里的双方阴阳能量失衡是否会影响到孩子？

答：是的，男性的阳性能量缺失，他的伴侣就会去补强这一部分，甚至由孩子来补，为了整个系统的平衡。但实际上这样又是新一轮的混乱，失序之上再失序——本来这个能量就不平衡，作为伴侣或者孩子，想去拯救和扯平，是做不到的。这样的关系里的孩子，如果是男孩，身上的男性能量会出不来，会表现出缺乏决断等阳刚的力量；女孩子就会发展成一个"女汉子"，长大了又会去找一个比她弱的伴侣，于是又一个新的女强男弱轮回开始了。为什么会这样？因为孩子心里会极度认同父母中弱势的一方，这也是家排的一个理论。如果父亲在家里没有地位，没有话语权，孩子会认同他，并且会主动去替他站那个位置。

问：女强男弱这种能量失衡的关系模式需要改变吗？能够改变吗？

答：我个人的看法是，如果当事人自己觉得好，可以享受这样的生活，并且觉得孩子重复这个模式也没什么，那就不用改。如果当事人在这种状态中受折磨，觉得老是被这样一个序位困扰，那就可以去改变。

改变也有两种方法，一是离开这个关系，但离开以后，你自己要往内走，去获得自身的阴阳平衡，从而终止这种模式。另一种是停留在关系中，也是先做自己内在的功课，接受内在的男女能量，并让其合一、平衡。如果你内在连父亲的特质都不接受，很排斥你基因中的那 50%，是无法找到一个跟你和谐的伴侣的，因为你的内在会把不接受的那些特质推出去，投射到伴侣身上。除非你完全地接纳父母，包括阴影面，那你的内在就是一个和谐、平安的状态，就不会把这些排斥的部分投射到其他人身上，指责对方、批评对方，处在长期冲突的状态。

但无论是哪一种，最根本可行的途径就是回到原生家庭中把自己的位置摆正，女性要回到女儿的位置，并且还要做一个勇敢地转身的动作，朝向伴侣，这样，她的伴侣才会真正被看见。

问：为什么在亲密关系中，女性的自我反省能力和学习能力要比男性强很多？

答：这是两性的生理结构决定的。女性很细腻，觉知能力要强得多，有一种说法是女性的能量比男性强十六倍。而男性是比较粗钝的，他的强项是向外攻击，同时他们也最容易受挫折。男性遇到问题，会有一个"战或逃"的本能选择，不能战胜的问题，就逃避。所以在亲密关系中，去要求男方改变通常是没用的，你的要求有多强烈，他的对抗就有多强烈，时间点到了他自己就会改变。

问：大自然这种设置对现在的女性来说是极大的挑战。

答：也是难得的疗愈。生活中没有一个角色可以像亲密伴侣一样那么刺痛你，让你那么直接地探入潜意识的深渊。这些反复的创伤，最终会让我们体会到，抓着过去的伤害不放手，或者陷入对未来的担忧，是毫无意义的。我们如果可以好好体会躺在爱人怀里的那个当下，去听他的心跳，感受他身上的温度，就能获得当下真实的爱和能量的联结。我们会自然地看到，就算那么弱的人，他身上也有那么强大的生命力，有那么多我没有的部分，从这个层面来讲，他也是强大的。

而恰恰是在这样体会的过程中，女性自身的阴阳能量得到调整，慢慢恢复平衡，回到女性应该在的位置，逐渐地能够去尊重每一个生命，不再只用挣钱多少来衡量彼此的价值。而那个时候，基于物质对比形成的所谓女强男弱，也就不存在了，只有平等、平衡并且相爱的男人和女人。

没有使命感该怎么办?

问：在我上过的某导师的家排导师培训班里，一些同学认为自己是有使命的，一些同学认为没有。我很困惑：到底我们需不需要使命感？没有使命感是否就不能成为系统排列师？

答：使命感是化了装的自我重要感。在这个圈子里，很多人都会有使命感，这是很"高大上"的标签，可以让自己与众不同，如救世主般高高在上，同时也标注出我高你低的差异性。而系统排列师恰恰必须臣服于序位，当你说这句话的时候，你就把自己摆到了一个更高的位置上，这与系统排列师的谦卑、尊重、臣服，完全背道而驰。

每个人都是有使命的，那就是在因缘和合的当下，尽本分，行能行之事，做好自己。比如，我在安心正念系统排列里的使命就是在每个因缘和合的当下，成为案主家族里排在最后的那个人，带着谦卑与恭敬，支持和陪伴案主完成一个移动。当移动发生，个案完成以后，我会马上全身而退，回到我自己的系统，做我母亲的女儿、爱人的伴侣、女儿的母亲、外孙女的外婆……自在家园园主、中国颂钵网创办人、家排师、整合疗愈师、心灵作家……不再纠缠于与案主之间的各种连接关系，我也不会去干扰案主心灵的运作。所以，我从来不会主动去问：你做完个案后疗效怎样，你的改变是什么？除非，案主愿意主动与我分享，那时候，我会非常开心听到来自他心灵深处的真诚分享。

作为一个系统排列师，最重要的就是放掉你的使命感。这个使命感，说到底是在强调自我的重要性，它是自我重要感化装而来的。这个"重要"是我们没有从父母那里得到的认同、肯定，我们试图从案主身上得到而已。如果带着使命感去做系统排列师，一定会惨败，因为你干扰了其他需要被尊重的家族系统运作，你时时在强调自己的小我，在强调自我的重要——"我需要被你们看见、被尊重"，"我是引领者，我是带领者"，"我可以拯救你"，"我做的一切，都是为了拯救我的父母"……这些存于系统排列师内在的动力需要被清晰地看见、和解、放下。如其所是地看见真相，才是一个系统排列师真正的起点。

当你带着这样的执念进入系统排列师这个行业时，发心已经偏掉了。一个成熟的系统排列师，是不需要靠案主来滋养自己，不需要在案主那里获得成就感的。成为一个系统排列师，你要活出系统原则，活出你宣扬的理论，活在系统里，活在序位中，活在平衡里，这样，你才会成为一个榜样，影响你身边的人，影响所有和你接触的有缘人。你只是那个在案主与你发生联结的当下，可以陪伴与支持他在场域里发生移动的人而已。你们的相遇，是相互选择的结果，也是身后系统推动力的交汇，因为，有一个移动正在等着发生。

之所以有很多人在强调使命感，是因为他们太想被看见，许多人终其一生都在"求关注""求点赞"。如果我们明白了他们内在这个想被看到的渴求和动力，就会对他们生起更多的慈悲心，看到每个生命的不容易。就算他是在强调使命感，我也懂得他，他只是想在父母面前得到关注、赞同和表扬而已。

所以，每个同学都可以去反观自己，当我们在无明中，会求爱、求关注、求表扬，以为外界可以给到我们。当我们内在觉醒以后，我们发现其实这些就在自己的内心里，每个当下的我都是最好的，并没有那个犯错的孩子。就算是错，那也是必经之路，那也会帮助我们回到正确的路。你怎么知道，在一个人走错路的时候，不会有更多的惊喜，更多的发现呢？都是必然，并无偶然，一切都是刚刚好。错误、正确并无绝对，都在随时转化中。

这些话，我也想说给所有准备参加安心正念导师班的同学。你们要跟随的就是这样一个老师，她不是你妈妈，不会替你做决定、做选择，更不会代替你去行动，她只会陪伴支持你寻回本自具足的内在力量，成为自己成为爱。无为（无用力之为），无爱（无小爱），无惧。

世间万物，无不依因缘而生，并无一个不依随因缘而独立存在的"大师"。因为有无明的盲从者存在，那些使命感爆棚的大师才有存在的可能。当内在智慧生起时，你便可以收回对"大师"的投射，收回对使命感的渴求与依赖，再不会错位、纠缠在关系里，而是清醒、明白，活得开心自在。

生命有无限可能，都在流转变化中，去顺应这些变化，同时，不要让自己内心的这盏智慧之灯熄灭，因为你不知道有什么人会借由这盏灯，走出黑暗。

作为系统排列师，你的使命就是成为自己，在自己的位置上，在序位里去联结，去爱，去平衡，成为爱本身。

非常开心有你们同行，我相信未来有更多有缘人，因为和你们的接触，能够走出纠缠的关系之网，活出自己。点亮自己内心的慧灯吧，让执着的小爱升华，如涟漪般扩散开来，令触者有福。

婚姻中的平衡该如何达到?

问：在夫妻关系中，平衡指的是什么？如何达到平衡？

答：通常我们讲的平衡主要是指施与受的平衡，一段关系里，双方的付出和收获都要基本上达到相对平衡的状态。这样的话，一段关系就会顺畅而又流动地往前继续延伸。比如说，对方给你50%的好，那你增加一点，55%，他再60%，你再65%，他再70%……这是一个非常和谐而充满爱意的流动的关系。当对方有伤害你的行为发生的时候，比如他伤害你50%，你伤害他45%，他再伤害你40%，你再35%……这样递减，一段关系也可以有重新发展、重新开始的机会。在一段关系里面，双方都需要去付出，同时，也在得到。如果夫妻关系能够这样，彼此滋养，彼此付出，并看见、感恩对方的付出，那这个平衡是很容易达到的。如果有一方吝于付出，而另一方一直在给，那这样的一段关系，平衡其实就被打破了。在这样的不平衡状况下，接受太多的那个人会跑掉，会被逼着离开这段关系。似乎这难以理解，觉得付出多的才应该跑掉嘛，不是的，当接受一方接受过多的时候，他会极度内疚，如果他被剥夺了付出的机会，那他就会彻底离开这段关系，这才会达到一个稍微平衡的状态。所以接受太多的人，往往会内疚而逃。这就是关系里面最有害的部分，施与受的平衡被打破了。如果要稳定地发展一段关系，就请你试图保持一种平衡的状态，给对方付出和得到的机会，同时，自己也在关系里付出和得到。你来我往，一步步，靠近彼此，施与受相当，关系在流动中平衡、和谐。

祝福你，也祝福你的伴侣！

成年人该如何避免被原生家庭影响?

问：已成人的我，如何才能做到不再受原生家庭的影响?

答：你当然可以不再受原生家庭的影响。起码你可以不再用孩童的眼光来看待父母，看待整个家族。也许你还可以发展出用成年人的眼光去看待童年时的一些经历。去感恩这些经历吧，也许当年认为是创伤，而如今你可以把这些创伤转换为资源。如果你可以并且愿意为自己的生命负责的话，我相信你很快就可以不再受原生家庭的影响，不在其中继续牵扯、纠缠。如果你可以回到父母的孩子的位置上，在这家族里面归于你本来的位置，为自己的生命负责，为自己的选择负责，我想这就足够了，祝福你。你长大了，这是一件好事。当然，如果自己在纠缠的关系里厘清的能力不够，看不到纠结冲突后的动力与真相，那可以来参加家排工作坊或做个案。家排场域可以让那些隐形的因果之线清晰地呈现出来，和解，疗愈，穿越，蜕变。

该如何选择导师？

问：讲灵性的人很多，法门也很多，怎样辨别真伪？

答：我个人的经验仅供你参考。对这些所谓的导师，我只需要观察：1. 他是怎么活着的，他自己是怎样的一个存在状态。2. 他跟周围的关系是怎样互动的。看这两点就够了，就知道他是不是能够引领我的人。

迷时师度，悟时自度。有时候我们在人生的低谷，或者十字路口的时候，确实需要一些老师的陪伴、支持和指引。去观察这些老师，有个非常重要的特征——真正好的老师，他是真实的，宁静的，和平的，没有任何浮夸，处于如实如是的状态。他们是活出来的榜样。而那些所谓的"大师"，"卖座率"很高的伪修行人、伪导师们，他们往往会宣扬自己的神迹，吹嘘得神乎其神，把自己包装得不着边际。所以这些人的煽动力很强，一些人在内心混乱、焦虑不安、没有智慧、没有定力的时候，很容易被他们误导。所以，当自己在成长的初期阶段，没有分辨能力的时候，可以去请教一些你信得过的有智慧也有经验的人，从多个角度来分辨。当然，最好的办法是让自己的内在生长出足够的力量、足够的定力、足够的智慧。当自己内在有足够的智慧的时候，你自然就会知道假的长不了，真的则可以持久地对一个人的生命产生影响。活在这个世间，能够不自欺、不欺人、不被人欺就非常了不起了。要做到这三点仍然离不开最重要的法宝——智慧。

真正的好老师会引你在红尘里疗愈整合，从无明习气里转化、修正，成为一个内在完整、人格健全的健康人，因缘具足时，也会向你直指心性。他不会让你产生病态依赖，因为他确信你自性圆满，本自具足。

祝福你福慧双增，入世出世皆成就！

怎样走出父亲对我造成的阴影？

问： 我爸脾气很暴躁，从小，我经常被他突然爆发的脾气吓得一抖一抖的，现在成人后感觉心脏不太好，经常容易紧张而且伴随莫名其妙的心悸，内分泌也不好。请问老师我该怎么调节自己这部分的压抑？

答： 每一对父母都不是完美的，可是对于我们来说却是最恰当的，我们别无选择。如果你能够看到父亲脾气暴躁形成的原因和动力的话，也许你就能从这个角度更理解、明白父亲。也许他也是在没有爱，或者是许多负面外界因素的影响下成长起来的。我们不是要去责怪和抱怨他，而是更好地去理解他的局限。重点是现在的你已经长大了，已经是成年人了，而那个幼小的孩童的创伤，是的，它有时候还会回来拜访我们，那个心脏不舒服的感觉，有时候还会干扰到我们。当这些感觉一次一次回来的时候，请你去看见这些感觉，并且对它们说："欢迎你们回来，我看到你们了，我接受。"如果有机会，建议你来参加家排工作坊，在这里做一个与父亲及父亲家族命运的连接与和解，这样的话，相信你在未来跟父亲相处的过程中，会有更多的和谐流动发生。同时，对自己的身体有更多的觉察和接纳，对自己说："我现在已经长大，我有能力保护我自己，在没有我允许的情况下没有人可以伤害到我。"是的，成年人就要以成年人的眼光去看待当初发生过的事情，而不是只停留在过去孩童的眼光里面，去无意识地重复当年的那些感觉、感受。人生的可爱之处，就在于你永远都有选择。

祝福你，当你准备好，新的人生剧情就可以开始了。

无法摆脱旧有习性，是我的错吗？

问：身心灵的学习使我懂得要接纳哪怕并不完美的自己。但在现实中，面对周遭的人，我经常被拉回旧有模式中，是我自己不够强大吗？

答：每一个人都不完美，所以我们必须去接纳自己本来的样子，不去排斥或者期待。

每个当下对自己来说，都是明心见性的好时机，可喜的是你知道自己又被拉回到了旧有模式，这是一个非常好的变化和进步，对吗？而之前，当你在旧有模式里面打转的时候，自己也许是不知不觉的。现在，你可以很清晰地看到：哦！我又被拉回旧有模式里面了！这是一个天大的喜讯，因为你多了觉察。同时，你可以让自己经常保持这种觉察，在每一个起心动念中，在每一个当下。此时此刻，我的内在有什么正在发生？我的身心有什么变化？有什么情绪正在生灭？如果长期保持这样的觉察和正念，那你内在的定力会越来越强大。当内在的定力越来越强大的时候，外境很少可以影响到你，扰动到你。偶尔被这些外境所乱，这是在成长路上很自然的现象，不必执着也不必排斥，看见就好，同时也清醒地知道：所谓强大，是平静地接纳一切的发生。

如何界定边界？

问：经常听老师们提到"边界意识""边界感"，这到底是什么意思？

答：每个人都是独一无二的个体，它是相异于任何人的，每个人都有自己的自由意志，并且有自己在世间的存在位置。而中国人需要反复强调"边界感""边界意识"，是因为我们从小到大，在家庭里面并没有清晰的边界感。

比如，有些父母，当他们内在没有长大成人的时候，会把孩子推到一个不属于自己的位置上去，孩子就会被逼着成为一个小大人，在父母中间成为调解员、小法官，这样会让孩子误以为自己很大，甚至超过了父母。又比如，父母辈去插手儿女辈，甚至是孙子辈的事情。他们认为理所当然，一家人还分什么彼此。序位的颠倒，导致关系的错乱纠结，也会让家人之间的界限感非常不清晰。而这些在原生家庭里面序位混乱导致的界限不清晰，也会影响到我们的亲密关系、工作关系还有其他人际关系。我们不清楚怎样和别人建立界限，会过多去插手或者干预别人的事情，去做拯救者，去做童年时期就培养成的小大人，操控一切，试图去安排、掌控别人的命运。强调边界感是为了让关系更加清晰，发展更加顺畅，让大家都有界限，很清晰地站到属于自己的位置上，不去承担别人的命运，也不去插手别人的生活。当一个人可以真正意义上成人时，这个边界感就会清晰地建立起来，他就会明白：我是什么角色，我在这个世界上的位置。这样，周围与他相处的人也会觉得轻松而自由，因为有界限，知道哪些是自己的，哪些是其他人的。

祝福你在生活里成为自己，在跟众生相连接的同时保有自己的边界。

爱情还值得我投入吗?

问: 恋爱八年,现在刚结婚不到两年,离婚了……我不相信爱情了。请问老师,人一定要结婚吗?

答: 其实也没必要这么早做出不相信爱情这个结论,虽然你恋爱八年,结婚两年,然后离婚,表面上看起来你遇到的是苦难或者障碍,但事实上,从这段婚姻、从这段关系里,我们还是可以学习到很多的。每一段关系破裂的时候,我们才会有机会深刻反省,在这段关系里面我应该负的责任是哪些。同时看到在这段关系里面有一些未完成的事情是什么。当然,从这段关系里学习到的东西最为宝贵,因为学习到的这部分,可以应用到你以后的关系里面。不管怎么样,恋爱八年间一定有过很多幸福美好的时光,这些美好的时光都不会被一笔勾销,我相信它们都会存留在你的记忆深处。有时候,你还会想起这些曾经的过往,不管你经历的是快乐幸福还是痛苦悲伤,对当时的你来说都是最真实的体验,都是必经之路。这些体验都可以帮助你找回真正的自己,让自己在关系里面看清楚,当我与对方相处的时候为什么会有困难,会有障碍,这些根源是来自原生家庭还是成长背景。又或者是一些未被疗愈的创伤被掀开了,等等。关系里难能可贵的就是对方会像一面镜子一样,让我们更加清晰、多角度、多方位地照见自己。

在爱任何人之前,先爱自己吧,这是我想对你说的。当你足够爱自己,当你清晰地看到以往关系里自己的习惯模式,并修正、调整时,我相信你就有机会接触另一段新鲜的爱情甚至婚姻。并不是说人必须要结婚,在我看来,一个人不管是单身,还是正在恋爱中,或是已婚,对当下的他而言都是完整的。每个人都可以活出自己的精彩，发展出自己的创造力，活出强大的生命力。不管是单身、恋爱还是结婚，这些都不会妨碍你成为完整的自己。爱情还是很美好的，此时此刻，当你说出不相信爱情的话时，我能理解，也能明白你当下的心境，同时，我也看见，未来的你还有很多的可能性会发生，包括遇见爱情。你愿意相信吗？

父母总是因为小事争吵怎么办?

问：我的父母总是因为一点鸡毛蒜皮的小事争吵，目前他们年纪也都大了，还是和孩子一样，一言不合就相互指责对方。我该如何做才能缓解这样的情况？

答：对你来说，你能做的就是完全地成为他们的孩子，如此而已。你不能去做他们的小法官，不能去调解他们的矛盾，试图平息他们的冲突，也许他们正是以这样的方式来沟通、来连接甚至来相爱的。

作为孩子，总是天真地以为父母以这样的方式表达自己，就一定势不两立，矛盾冲突非常严重。我们通常只看到父母白天争吵的部分，我们很少看到父母晚上相亲相爱的部分。这是他们几十年婚姻里约定的、大家彼此认可的、同意的沟通模式和交流的方式。你可以试一下，如果没有你这个观众，他们的争吵很快就会平息，可如果有你介入其中，他们就会火上浇油，愈演愈烈。如果你能看清楚这一点，你就不用担心他们之间的指责、抱怨、愤怒、冲突。对他们来说，也许这正是他们仅仅能用、会用的表达联结的方式。去理解父母的局限，接受他们本来的样子，而不是我们期待的样子，对我们来说，他们是最完美的，最恰当的，尽管他们身上有那么多的习性，我们可能看不惯。这些看不惯，丝毫不会影响到父母之间的感情，以及他们的沟通模式，所以对你来说，最好的办法就是回到自己作为孩子的位置上，你会发现，当你完全成为孩子，不再参与他们中间的矛盾、冲突的时候，他们就会越来越相爱，冲突也会越来越少。

下一次，再遇到类似事情时，请你看着父母的眼睛，对他们说："亲爱的爸爸妈妈，你们是大的，我是小的。你们的事情由你们自己解决，我只能做你们的孩子，我尊重你们相处的方式。"之后再去看看父母的相处方式，一定会有些变化发生。所以，回来吧，回到孩子的位置上，回到小的位置上。

　　祝福你。

该为了灵魂伴侣放弃现在的家庭吗？

问：我对一个男人有生生世世相识的感觉，我们之间有很多心灵感应，比如我们会同时剪头发，小时候都看过同一本冷门的武侠书，会同时喜欢一首冷门的歌并且当作手机铃声……我们俩在精神上特别投契，他就像另一个我，强烈地吸引着我。我很想和他发展进一步的关系，但是我们都结婚也有孩子了，我该怎么办？

答：所有的关系都是从投射开始的，去观察这样一份让你心动的关系，跟自己内在哪个部分相应，通常，灵魂伴侣是对完美父母的投射。当然现实的婚姻生活和这样所谓的灵魂伴侣、心灵伴侣，似乎很难结合到一起。真正的爱是如他所愿，如他所是，而非如我所愿，如我所是，当我们想占有对方，这个心念生起的时候，去看看自己内在真实的渴求以及自己在婚姻生活里没有被满足的部分是什么。如果两个人都是已婚有孩子的状况，想想看，如果你们往前迈进了一步，那自己的伴侣和孩子，他们会有怎样的反应，他们会受到怎样的影响呢？如果是这种状况，就算你们结合在一起，你可以设想一下，这样的关系会开心吗？会真的幸福吗？当所谓的精神追求遇到柴米油盐酱醋茶，遇到房子、车子等现实的物质需求和困扰的时候，还仍然可以同频共振吗？更何况，等在前面的还有许多由于执取带来的情绪之苦，比如嫉妒、怀疑之苦，比如分离焦虑，比如竞争、自我贬低等，这些都是由我们的习气推动的，只要内在尚未完全整合，总会被这些源自生物本能的动力所缚，伴生而来的情绪加上无明，生命之苦，遍尝不止。既然大家都是走在心灵成长之路上的人，不妨把自己内在的真实需求呈现出来，看看这些是不是对方可以满足自己的部分？是不是只有他才可以满足？这种满足会恒常不变吗？这种满足感会超过现在的家庭带给你的吗？

重点是回到自己的内在去看看，为什么他会让我心动？他身上哪些部分在吸引我？这些部分，是源自小时候的匮乏与渴求？我能不能通过我自己，来实现与满足？需不需要在别人身上去找？好，把这几个问题送给你，也许你会有一些感受，有一些领悟发生，当然，如果你还有更深一步的探索欲望，就可以在家排的场域里让真相呈现出来，也许，出乎你的头脑认知和想象。不管怎样，都祝福你，在心灵、俗世生活里都能平安、喜悦、自在。

我应该怎样面对疑似出轨的妻子？

问：最近我怀疑老婆出轨了，但证据不足又不敢直接谈，我该怎么办？

答：建议你跟老婆来一次认真的交谈，主题当然不是关于出轨，而是关于你和她之间的关系。你可以问她："亲爱的，你觉得我用什么方式对待你，我们的关系才会变得更好一些？你希望我为你做些什么？"去听听看，老婆给你的回答是什么。同时，请你对老婆曾经的付出表达感谢，也请她理解你的局限。在亲密关系里，即使有出轨事件发生，也是双方共同造作的结果，绝对不可能是单方面的错，所以不妨从你和她之间的关系出发，去列出更多可行的方案，去促进你们关系的和谐、联结和流动。在没有证据之前，请你不要以出轨这个议题来讨论，这样会深深伤害到对方，同时这也表明，你对她、对婚姻是不信任的。这种不信任感也会深深地刺伤对方的心。无论如何我都希望你回到自己的内在，反省自己，这是通往和谐关系的必经之路，去修改和调整，而不是一味去改变对方。从自己下手，从自己开始改起，这会是比较好的道路和方案。不管怎样，都祝福你和你太太。在每一段婚姻关系里面，都有四个组成部分。你可以先为自己这四个部分打分，去看看，哪些部分是需要调整和修改的，哪些部分是需要做一些提升的。友情、爱情、亲情、激情，如果这四个部分满分都是一百分的话，你为自己的婚姻打多少分？其实在你和老婆交谈的时候，也可以请她来打一个分数，然后双方共同找出提升、改变的路径、方法、方案。

祝福你们！

如何走出被前夫背叛的阴影？

问：离婚三年，女儿归前夫抚养，对方仅一年就火速再婚生子。最让我无法接受的是，离婚之后我才知道他是婚内出轨，出轨对象是他朋友的前妻。之前这个女人还和我惺惺相惜，现在想想自己蠢到家了，心里一直对这个事耿耿于怀，也担心女儿不能被好好照顾。

答：对于你这种被背叛的感觉，我完全能够理解。毕竟被好朋友和老公背叛，滋味都是不好受的。同时，我希望你看到，已经离婚三年，放过自己，不要在指责模式里面自怨自悔。

当自己不快乐的时候，女儿怎么可能快乐呢？在这样的关系里面，去调整好自己才是当务之急。让自己重新开始，以一种轻松的姿态面对自己的人生。每一个背叛的人，都会付出相应的代价，因为逃不过的永远都是自己这一关。人生的遥控器捏在因果的手上。当背叛发生的时候一定有相伴而来的内疚，所以也请你放下自己对前夫和他现任妻子的怨恨。每个人的因缘各不相同，当他决定背叛这段婚姻的时候，那意味着他准备好为他自己的行为付出代价。每个人都是自己命运的锻造者，所以我们不必拿别人的错误行为来惩罚自己，让自己活在仇恨的牢笼里面。从牢笼里面出来吧，外面有新鲜的阳光，新鲜的空气，新鲜的花和草，新鲜的伴侣，每一个发生都是那么新鲜动人。不活在过去的记忆里，只活在当下，每时每刻感受到的、感觉到的、联结到的，都是新的，去做一个快乐的女人吧。当你可以这样的时候，你的亲子关系会变得更加和谐，能量会更自由地流动，你也可以一身轻松地进入新的亲密关系。

祝福你。

原生家庭能影响孩子到什么程度？

问：我想问一下，原生家庭对孩子的成长过程有多大的影响，孩子会是父母所有优缺点的缩影吗？

答：原生家庭对一个孩子的成长是有很大影响的，尤其是孩子长大后在亲密关系里的模式，简直就是我们婴幼儿时期与母亲关系的翻版复制。很多家排个案都可以清楚地看到这一点。同时，我们会看到生命有更多的可能性，孩子因为爱父母，无条件地忠诚于父母，加上遗传等因素，的确会有很多特点来自父母，不同的是，孩子可以有改变和调整的可能性，他可以发展出自己的觉知，生发出对生命更多的理解与智慧，活出与父母不一样的部分。

生命就是这样，代代相传，有延续，有扩展，有创造！

祝福你们。

我应该怎样处理丈夫的婚外情？

问：我发现老公和原来的下属关系不明不白，没有业务关系，却被我查到转账给她几万元。我质问老公，他打死也不承认二人有性关系。请问老师我该如何处理老公这段婚外情？

答：在我们没有足够的证据去证明这是一段婚外情的时候，也许我们不应该用这样的方式去质问老公，这是快速破坏婚姻信任度的最致命的方式之一。毕竟，每个人都有自己的朋友圈，即使我们结婚了，也有自己相对独立的交友空间。当然，如果他跟其他人有性关系，那是违背了对婚姻的承诺，同时，如果关系到了这样一个状况，我们仍然可以有一个反省自己的机会，去看看自己在婚姻里面，为这段关系做出了什么。婚姻，就像两人联名的共同账户，双方都需要往这个账户里面存钱，从这个账户里面取钱，保持收支平衡。如果只期待某一方在这段关系里投入，付出，那这样的关系就会失去平衡，导致不好的发展方向。

同时，很多女性都与原生家庭有太多的联结和纠缠，生完孩子以后，专注力又转移到了孩子身上。这样就给老公制造了一个不被需要的错觉，又或者这是他的一种真实的感觉，他会感觉在这个家里没有自己的位置，"不被需要"更给他带来挫败感与沮丧感。所以，在这样的情况下，他们通常会在外面寻求一些精神上的慰藉。就像在排列工作坊里面，我经常会问案主："你是如何成功地把老公推到别的女人怀抱里的？"往往，个案呈现出来的真相是，妻子跟自己的原生家庭靠得很近，跟孩子靠得很近，而丈夫只能转身朝外，去走向别的可能性，而这些新的可能性也并不能给他更深刻的感情与关系，丈夫们只是用这种方式来提醒婚姻里的另一半：请你看看我，给我一个位置。这是一个家排场域里的观察，我们可以从这个方面检视一下自己，看看自己在婚姻关系里，是否也有一些需要调整和修改的地方。一段关系的好坏只有在这段关系结束的时候才能真正地看出来，而现在远远不到这个时候，你只是怀疑。在婚姻里面建立一种对对方的信任，也是非常重要的功课。看看自己的不安全感来自哪里？自己能不能完全地信任对方？我们现在在很多关系里，尤其婚姻关系里，对对方都是一种掌控和抓取，没有真正地如其所是，如其所愿，更多的是希望这段关系里的对方如我所愿，当两个人的期待发生冲突的时候，必然有矛盾会产生。婚姻是最好的道场，从对方这面镜子里面可以看到自己，这是一个很好的机会，去和对方好好地交流，双方共同做出一个新的承诺，为这段婚姻努力和付出，为你们共同的账户上，多增加一点情感收入。

祝福你们！

婆媳之间真的不可能和平共处吗？

问：我结婚差不多有十年了，我发现我婆婆从来没有拿我当自家人。有一次婆婆看见我买了新衣服，马上说："你没给我儿子买啊？"我听了很不舒服。老师你说我婆婆是在否定我，怪我没照顾好她儿子吗？她是不是管得太宽了？

答：要求婆婆把自己当自家人，这本来就不是一个合理的要求，是很难做到的，毕竟你来自另外的原生家庭。虽然你嫁给她儿子，成为他的媳妇，但中间仍然是有界限的，这界限也让婆婆不得侵入你们的生活。你和老公的家庭是优先的，婆婆只会成为你们的背景。婆婆的家庭已经是旧的系统，而你和老公的家庭是新的系统，新旧系统之间是要有界限的，同时保有联结。这个联结并不意味着可以随意进入对方的系统里，任意干涉对方的各种关系。所以下一次，婆婆再有这样的举动和表现时，请你真诚地对婆婆说："谢谢妈妈对我们这个家庭的关心，我们现在有能力去解决好我们的关系，去建设好自己的生活，请妈妈放心。"在肯定她的同时，清晰地划出界限；在尊重她的同时，也保有自己的独立性。

祝福你和你的婆婆，各自能拥有幸福快乐的家庭生活。祝福你们！

无性婚姻是很普遍的现象吗?

问：我婚姻里每年的夫妻生活不超过五次，已经六年了，老公也没外遇，就是对我没有"性趣"。关于这个问题，我们也交流不畅。我想离婚，他觉得没有必要，说中国大部分是无性婚姻。我该怎么办?

答：这段婚姻，你和老公都是有发言权和选择权的，而不是因为老公说中国有那么多的无性婚姻，你就需要在这段婚姻里忍受，过早地放弃生活中的激情。这是你老公的选择，但却不一定是你的，你完全可以为自己做决定。

性，是夫妻关系生命力的最强实现途径，也是增进夫妻亲密度的最有效手段，许多夫妻的分手并不是性格不合，而是性不合。长期无法被满足的人会郁积很多焦躁情绪，也会出现许多身体症状。无名火好多都是来自长期的性压抑。

事实上，每段婚姻都有爱情、友情、亲情、激情四个部分，每对夫妻的侧重点不同，或者他们发展的阶段不同，侧重点也会不同。所以就看你在这段婚姻里面，看重的是什么，收获到的是什么，付出的是什么。我经常讲，世界上最好的爱情、最好的婚姻就是你情我愿，愿打愿挨。当双方形成默契和承诺的时候，这就是最完美的结合。当你有不情愿的时候，请你看见自己真实的需要，这没有什么错，作为一个在婚姻里面的女性来说，有性要求是非常重要的，与吃饭一样，这是人类很正常的一个需要，也不是什么丢脸的事情，并且性的连接在婚姻里起着非常重要的作用。

生命的可爱之处就是永远都有的选，正如老公可以坚持他的观点和行为，而你也可以表达出自己的心声，去找到一个最适合自己的婚姻方式。不管你做怎样的决定，我都祝福你，你值得拥有美好的生活。

全家人都被婆婆控制，我该怎么做？

问：婆婆做什么事情都希望大家跟她的想法一样，如果不一样就不停地想说服你或者发脾气，甚至是一些原则性问题也一样。公公和老公事事都听婆婆的，我作为儿媳该怎么办？

答：对于这样强势的婆婆，首先请你对她表达，她所操心的，对事情的安排，你都看见并尊重和理解。肯定婆婆为这个家庭，为两个家庭，甚至为家族做的任何努力。同时，请你非常清晰、不带攻击性却界限清晰地表达："我在和先生的小家庭里面，是有话语权的，在这个小家里，我是女主人，请婆婆您理解这部分。"封闭的亲密关系里，你是非常重要的当事人之一，就像你公公和婆婆的亲密关系，你和你先生也无权插手、干预，因为任何亲密关系，都只属于当事人双方，其他外人是不可以介入并且插足其中的。所以，第一点就是向婆婆表达尊重与感恩。第二点就是表明自己的立场及界限。以如实表达的方式，不带任何攻击和评判，说出自己的心声。这样你既保有了婆婆在她自己家庭里面的地位与尊重，同时又让自己在婆媳关系里面，在自己的亲密关系里面，保有一份重要的话语权。

祝福你！

父母离异后，该如何处理跟双方的关系？

问： 父母很早就离异了，母亲对父亲有怨恨，一直说父亲的坏话，让我从小就种下一种意识，父亲是个不好的人…… 接触身心成长后，我主动回去连接父亲。可我这样做让母亲又气又伤心，经常在别人面前抱怨我。我该怎么做才能既连接上父亲又不让母亲伤心呢？

答： 女儿在父母的恩怨情仇中是受害者与牺牲者，父母间彼此的不尊重（而这种不尊重、怨恨甚至诅咒都更易发生在母亲一方）带给孩子的伤害是巨大的，会直接影响到孩子的亲密关系、事业、金钱、健康等。

所以，亲爱的，为了让自己不再重蹈覆辙，请你回去看着母亲的眼睛，尊重、恭敬、真诚地对母亲说："亲爱的妈妈，感谢您带给我生命，在我心里永远有一个属于您的母亲的位置。亲爱的妈妈，请允许我像爱您一样爱爸爸。不管你们中间发生过什么，我都尊重、接受，那是属于你们的命运，跟我无关，我只是你们的孩子。我尊重你们的命运，理解你们的局限，我接受你们本来的样子。亲爱的妈妈，请允许我活得跟您不一样，如果我幸福、健康、快乐，请您允许我，祝福我！"跟母亲有此番真诚告白后，你可以非常安心地只做孩子，不再参与父母的关系中，你会发现自己可以轻松、自在地与父母共处了。当你准备好，你可以转身，朝向自己的美好未来。

祝福你！

因为不孕走向离婚，我该怎么办？

问： 为了爱情，我放弃了自己的工作和生活，来到他所在的城市。在这里，我的一切都非常地不顺利，积累了大量的负面情绪，后来还查出我得了不孕症。几番治疗无果后，婆婆要先生跟我离婚，他也同意了。为什么这些我生命中曾经非常亲近的人，在我最需要帮助的时候，都变得这么残忍，为什么人都那么自私，婚姻会这么脆弱？

答： 亲爱的，我建议你的是，尊重他们全家的选择，接受现实，感谢他曾经的陪伴，离开他所在的城市，继续你的工作和生活。婚姻，不同于爱情，它不只是花前月下，玫瑰烛火。当你在叙述所遭遇的困境时，你在扮演受害者，不知你是否有觉察？而怨恨无疑是种伤人害己的负面能量，它只会削弱你内心的力量，也阻碍你重寻幸福的道路。是的，对你这样的处境，每个有感情的人都应该同情你，我想问的是然后呢？亲爱的，找回自己，接纳自己，爱自己。重新出发，不晚。对一个义尽情绝，不愿（或不能、不敢）与你共同去克服困难、共创未来的男人，你觉得还有浪费时间、精力、感情的必要吗？

清理、疗愈那些积压已久的情绪，积极寻求自然疗法的支持，相信你的"不孕"也会有希望在以后的亲密关系里成为"有孕"。至于先生与婆婆，理解他们的局限，感谢他们的配合演出，让你在深切痛楚后有跟真实的自己相遇的机会。如果你还陷于当初甜蜜温暖的浪漫爱情里，怎么可能在以后的时光中体会到找回自己、圆满自性的喜悦？接受，转身，离开，重新开始自己的新生活。

深深祝福你！

杨力虹老师智慧金句

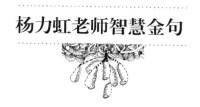

• 我们的人生，注定是哭着来，却可以选择笑着走。

• 因果不虚，作用力和反作用力一定是对等的，只不过，不知道什么时候返回来罢了。

• 不要闭着眼睛哭泣，那样，易落入自编自导自演的苦情连续剧，没完没了。原始情绪，来得快，去得也疾。

• 人从出生那一刻，就开始了朝向死亡的移动。因为有死亡的存在，我们才会更珍惜活着的每段时光。

• 顺应变化，才可以过上毫不费力的生活。

• 人生的精彩就在于高低起伏，错落有致。无限风光在险峰。

• 拥抱时，没有安全感的一方会抓得比较紧。

• 只有当你的爱溢出来时，才可能给予别人无条件的爱。

• 死亡并不可怕，我们对死亡的想象才可怕。

• 成年后，心思仍全在父母身上时，便会错过自己的人生。

● 身体不会撒谎，头脑却会编造上千次谎言。

● 人就是这样，每天都在各种情绪里打转，起伏跌宕。

● 我们都在试图找安全感，其实，并没有实存不变的安全感，因为事情分分钟都在变化。

● 顺应事物的变化，依据它的自然规律，你会发现，没有什么是需要费力的。

● 头脑里的喋喋不休，会让你心神疲惫，那样的耗损会让你没有时间、精力去全然地工作、生活。

● 有些时候，帮助别人是在彰显自己的高度，这里面没有谦卑尊重的助人，只是在满足小我，而非真实地看见受助者。

● 只有转身朝向自己的未来，才有机会遇见伴侣。

● 抢玩具也不见得是为了占有，也许只是享受争抢中"赢"的乐趣。靠嫉妒与竞争消灭对方，是不可能的任务，就算暂时"取胜"，身心却会付出代价，求得另一种平衡。

后 记

苦，才是人生最宝贵的礼物

二十多岁的案主说，人生太苦了，欢乐总是短暂的，痛苦却挥之不去。于是，不想活了。我请她举出见过的没有苦的人，她说这个人是老师你。

我告诉她，时至今日，我还时常在苦中。比如亲友重病，拒绝我推荐的家排、自然疗法时，我便有了"有心无力之苦"；比如亲近的人在情感里遇见波浪，饱受情绪之苦时，我也会有"哀其不幸之苦"；比如对着镜子看见疯狂生长的白发，我便品尝到"时光流逝之苦"……

其实，我还经历过更剧烈的苦。

那个深夜，当那扇无情的窗被迅速地关上前，里面两个工人有着鄙视而防备的眼神、嫌弃而得意的表情，他们大声地说笑，烟味从窗户的缝隙里飘出来，这与窗外无助、绝望、瑟缩的女人都定格在那个北海屋仔村旁边工地的画面里。卑微、狼狈、羞辱感、寒彻心扉的绝望深深地抓住了这个二十五岁的女人。这是1993年8月某夜的场景。那个女人，就是我。那个晚上的我，头发凌乱，衣衫不整，赤着脚，流着泪，鼻青脸肿，喘着粗气，在碎石与瓦砾中没命地奔跑，伤口流出了血，却早已忘记了疼痛，后面是那个血红着眼，拿着菜刀，面目扭曲狰狞，发狂、嘶吼着的Z先生。他是我当时的丈夫，孩子的父亲。一路狂奔，待骂声渐渐消失后，我躲进建筑工地楼梯下的角落里，趴在地上，只是沉默地哭泣，浑身颤抖，脸上、身上、脚上到处都是流着血、淤青的伤口，痛入心扉，悲伤满膛，却不敢大声哭泣，因为怕他发现。不知道过了多久，我已经四肢麻木到不能起身，浑身冰冷。又过了好久，远处几声婴儿的啼哭使我想起我那刚满月的孩子，我想要打个电话回家。身无分文，我蹒跚着走到一扇亮着灯的窗前，两个工人正在里面聊天，我看到桌上的一部红色公用电话，眼睛里立刻充满渴望。我平生第一次开口央求陌生人："师傅，帮帮忙，请让我打个电话，好吗？"两个工人看到窗外这个披头散发、鼻青脸肿的女人，扭过身去，坚决地扔下一句："不行！"并把窗户关住，似乎很怕这个"疯女人"偷他们窗里的东西。

那个时刻，一种叫绝望的寒彻心扉的情绪渗透流淌在我的全身，我不知道这个境况的尽头与出口在何处，我又想起了死。这个字已经伴随我一年多了，当我才认识俩月，便草率与这个男人（婚后才发现此人歇斯底里，有严重暴力倾向）结婚后，我想过，也做过，只是后来医院里灌肠洗胃的痛苦经历让我已经无法忍受了。在这个婚姻里，我所有曾有过的自尊、骄傲、自信……都被打得一败涂地。我经常被暴力折磨，被打得面部变形，身体受伤，两三个月出不了家门的事常有。到各种场所抓奸的事也常有，如果我没发现，他会主动提供线索。他若干次地怀疑：你真的嫁给我了？我是祖宗八代哪辈子烧了高香能娶到你？不敢相信。每次暴打完后，他会跪地请求原谅，也会痛哭流涕，也会忏悔，为自己的无法自控。但每每发作时，他又完全变成另一个狂躁、恐怖的人。

"死"这个字可以让我一了百了。但是，孩子，她怎么办？我不能把她扔向一个痛苦、黑暗的深渊。我又回到废墟上，呆坐。

天快亮了，他的兄弟找到我，第一句话就是："杨姐，他要是能改早就改了！"我到现在还清楚地记着这句他兄弟的话。是啊，这场追杀，又是因为他在外面拈花惹草的事被我发现，起了争执，最后又演变成一场恶斗。这样的争吵、羞辱、暴力，已经重复发生过无数次了。

当时，我没想明白，我这样一个家境良好、才貌双全、受过高等教育、从小到大都表现优秀的女孩子是怎样遇到这样一个十恶不赦的恶人、烂人？因为他对我一次次无情的伤害，我要恨他一辈子！甚至，我连杀了他的心都有。

1994年4月，我终于成功地离了婚（之前，他发誓要拖我一辈子，坚决不离）。十五年，我没让孩子再见过亲生父亲（也没要过他一分钱的抚养费），直到2009年11月，女儿终于得以与她十五年未曾再见的亲生父亲重逢。前一天，我跟他通话时，他的话语跟系统排列个案里的代表说的一模一样，这让我惊讶，再次感慨系统排列的不可思议。要知道，我曾经发誓要恨他一辈子，因为他的暴力、他的不忠，因为他对我的伤害……那天，在电话里，我却听到、看到了他被忽视的柔软，被掩藏的恐惧、无助，以及被鄙视的卑微、不安，那个时刻，我才真正了解了他。

忆起我曾经的那些愤怒、那些不甘、那些委屈甚至绝望，想起这句话：众生之苦，皆由自心造作，缠缚。那一刻，"我执"的这块坚冰开始融化，开始随着生命之流，自在柔和地流动了。

这些年，我对这段婚姻有过无数次的反省。我终于看清：两个"我执"强大、用不成熟心态来相处的男女，结果一定是两败俱伤。我，居高临下，蔑视、鄙夷、嘲讽、憎恨。他，软硬兼施，始终围攻不破这道心墙，用尽手段也不能被接受，真的苦啊。当他用尽一切办法，钱、车、房、锦衣华服、拳头、恶言……仍然无法真正地拥有一个女人的心时，他的无力、可怜也是值得同情的。那时的我们都不懂，关系里没有输赢对错、你高我低，要么双输，要么双赢。我们都在自心打造的监狱里，靠着无明，依靠着贪嗔痴度日，多苦啊。

感谢有过这样一段当时觉得是世界末日的黑暗经历。感谢生命里有这样一个给我带来严苛考验的男人。感谢他让我吃过的那些无法言说的苦。2009年，我发现，我已经可以爱他，像爱每一个生命。

曾有过的仇恨已经化掉。虽然他对我身体上的伤害仍有痕迹，但是在心里，我已经完全接受了这段婚姻经历。我清楚地看到我的那些骄傲、自尊、不容侵犯的背后都是一种强烈的自卫模式，我看到自己以一个孩子的心态在对父爱的渴求遭遇挑战时，那些悲伤、愤怒……也清楚地看到那些对我的伤害背后，他的自卑、脆弱、无助、不敢相信。

婚姻的废墟，我穿过了。

仇恨的坎，我跨过了。与其说是原谅，还不如说是懂得，然后同情，慈悲。

谁不在苦中呢？只是吃的苦可以被减少，甚至断灭。

时间不是良药，它真的化不开这些恩怨，解不开这些心结，唯一的途径是真实面对。虽然有点痛，但有效。一念之转，柳暗花明。

住在东天目山上，自在家园园丁王木根大哥总说，如果被毒蛇咬到，五步之内，必有解药。苦，也如此。既有苦因，必有灭苦之道。案主认为我活在无苦之中，是的，偶尔在智慧闪现时，我便断除了苦及苦因。因为，我看见了世间无常、苦、无我的真相，不再期待永恒，不再抗拒变化，不再强化"我"及"我的"，不再对喜欢之物生起黏着、渴爱之心，也不再对不喜欢之物生起排斥、对抗之意。随顺因缘，便毫不费力。瞬息万变的世界，人、事、物无一不在变化之中，这加大了我们品尝到苦的概率，没有什么可以被抓住，没有什么可以独立稳定地永远存在。

转眼间，我五十四岁了，还觉得自己芳华依然，生命力强大而旺盛。我居于杭州、香格里拉、成都自在家园的日子也颇有滋味，经验每个角色，却不执着，经历每种境遇，并不分别。我鲜活地在尘世之中生活，让多彩人生被热情注满；尽情在人间剧场游乐，只是记得提醒自己这是剧场。

地心引力已经无情地拉松了肌肤，皱纹开始上脸，头发渐已如雪，"下垂、减少、萎缩"似乎成了身体层面的关键词……我的身体显然已经进入了秋季。是啊，那吹弹可破的肌肤、白皙动人的面容、凹凸有致的身材……都已经被岁月风干、磨平。好在，我还有一颗仁慈心，慈悲之宝正在长大，内在智慧正在生发，服务生命这条路越来越宽广坦荡……

看看，生命真是一场值得庆祝的盛典，感谢那些我们经历的苦，每个苦痛都是庄严的祝福，每个苦痛里都藏着无尽的智慧宝藏，因此，生命里有欣慰，有蜕变，有升华。不管你处在怎样的上升、下降通道中，总有激荡之力一触即发。高低不平、跌宕起伏的生命经纬线，才让人生有无比丰富与多层次的经历。修行并非让你隔离于世，而是圆融无碍，自在随缘，过上不费力的生活，接受一切的发生，随喜悦起舞，陪悲伤哭泣，看云淡风轻，观山高水长，了灯红酒绿，品百味人生，全然经验，却不黏着、当真。放掉僵固的执着与对抗、逃避与恐惧，放下希望与期待，便是真正的自由。

上半辈子，我为人女，为人妻，为人母，为人姥，阅人无数，跌过大坑，遇过高人，见过世面；下半辈子，我仍好好过日子，存善念，做好人，行善业，求解脱，让余热充分散发，至死方休。正如日本诗人松尾芭蕉所写：顺应造化，与四时为友，所见之处，无不是花，所思之处，无不是月。

上半辈子，遇见了生，下半辈子，必会遇见死。当今生画上句号时，墓志铭会是：杨力虹，来过，爱过，就此别过……

死神，无疑是我们此生所遇的最痴情的守护者、最坚持的等待者。我想，不妨经常与静候在旁的死神打个招呼，告诉他，我知道你在，我会充分地活好每一天，谢谢你等我。

当你出生，你便要记得你是一朵被摘下的花。

是的，我们都是这朵被摘下的花，感谢这一根根白发、一道道皱纹，都在提醒我：每天，朝向生死边界更近一步。修行，不能拖延，是时候为死亡做准备了。就算这朵花颜色渐退，枝叶干枯，但仍然可以在因缘中呈现出生命本来的样貌，即使枯萎，即使凋零，即使消散。

一切都是法。所有事物的发生，并不依赖于你是否喜欢它，是否一本正经，煞有介事地对待它，抑或掩耳盗铃，恐惧焦虑，它都只会依据因缘变化，和合而生，消散则亡。既如此，何必担心？

在这朵今生的生命之花消散前，在死亡到来之前，我能做的是什么呢？如何在临终一刻俯仰无愧？如何穿过生死之门？把这个问题也留给正在读这些文字的你们。记得，生命的妙处在于，你永远有选择。

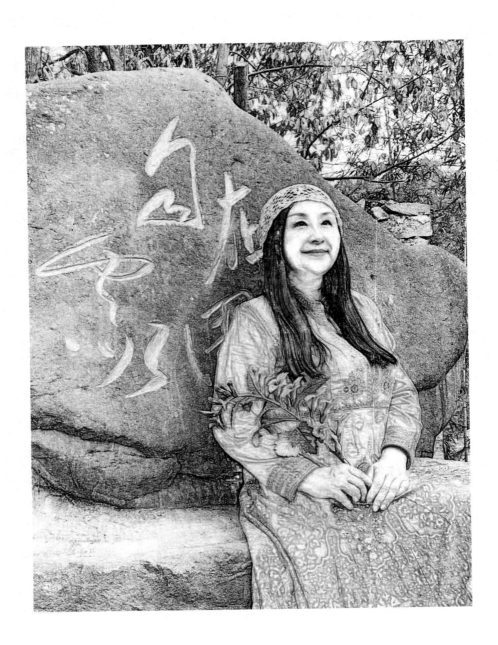